ちくま文庫

傷を愛せるか 増補新版

宮地尚子

筑摩書房

傷を愛せるか

増補新版

目次

Ⅳ　傷のある風景

傷を愛せるか

増補新版

写真　宮地尚子
レイアウト　加藤賢一

I　内なる海、内なる空

なにもできなくても

こんなふうにあなたが飛びだし、遠ざかってゆくとき、わたしがあなたを見届けてあげる必要が、まだありはしないでしょうか?

——リュス・イリガライ『基本的情念』

娘がまだとても幼いころ、外出先で階段から転げ落ちたことがあった。少し離れたところにいたわたしは、落ちていく姿をただ見つめていた。ただ黙って、目を凝らしていた。静かに。動くことなく。はたからは冷たい母親だと思われたかもしれないと、あとで思った。母親だとふつう、パニックになって叫んだり、あせって駆け寄ったりしそうだからだ。

なぜパニックにもならず、駆け寄ることもなく、ただ見つめていたのか。

たぶんわたしはそのとき、医師としての自分になっていたのだろう。どのように落ちていったかをきちんと見ておくことが、その後どのように対処すればいいのかを考えるのに、いちばん役立つからだ。

なにが起きているのかを、冷静に観察することは、診療行為の基本である。感情に突き動かされず、よけいなことをせず、経過を見届ける能力を身につけることは、医師として不可欠なものだろう。

けれども、それはあとから取ってつけた理由なのかもしれない。もしくは、順序が逆なのかもしれない。そう思い直す。起きていることを、ただ見つめる癖があったから、わたしは医師という職業に就き、いまのような仕事をしているのかもしれないと。

なにもできなくても、見ていなければならない。目を凝らして、一部始終を見届けなければいけない。そういう命題が、自分に課されているような気がずっとしていた。その命題が、どこから来たのかはわからない。いつからかも覚えていない。だれかにいわれたわけではないと思う。

幼いころの体験が作用しているのかもしれない。ここには書き記さないが、いくつか思い当たる記憶がある。家族の中でいちばんの年少者として、じゅうぶんに愛され、守られてきたとは思うが、同時に、家族内外の災難や諍《いさか》い、悲喜こもごもを、いちばん無力な存在のまま、はらはらしながら目撃しつづけていたような気もする。

わたしに限らず、子どもというのは、自分のまわりに起きることを、ただ見つづけるしかない。大人たちの諍うさまを、ほかの子どもが理不尽にあつかわれるさまを、自分を守ってくれるはずの大人が怯えたり、あたふたするさまを、大切なだれかが恐ろしい目に遭ったり傷つくさまを、ただ息をつめて見ているしかない。諍いをやめさせたくても、まちがいを正したくても、自分にはその力はない。だれかを守りたくても、守る力はない。かといって、立ち去る力も行く場所もなく、ただそこにいつづけるしかない。だから目を凝らして見ているしかない。ふすまの陰から、車の後部座席から、教室の隅のほうから。

大人になって、医師になって、専門的な知識と技術を身につければ、もう、ただ見つづけるだけでなく、目の前の状況になんらかの変化を与えることができる。諍いを止め、まちがいを正し、人の命や心を守り、安心感を与え、傷つきを癒やすことができる。……そのはずだったのだが、現実には、子どものころと同じような経験ばかりをくりかえしているような気がする。

拱手傍観《きょうしゅぼうかん》という言葉がある。手をこまねいたまま、そばで観ていることだ。肯定的な意味で使われることは少ない。けれども、手をこまねいたまま観ているしかないときは多い。手を差し伸べようがないとき、差し伸べても相手に手が届かないとき、届いても引き上げる力が足りないとき。どれだけ医療が発展しても、治らない病気はいくらでもある。傷ついた心を癒やす特効薬はないし、回復が促されるよう周囲の環境を整えるにも、時間と精神的エネルギーがおそろしくかかる。目の前で状況が悪化しつつあっても、本人や家族がいったん「底つき」をするまで、待つしかないこともある。

結局、大人になっても、医師になっても、自分が変えられることなどごくわずかでしかないことを、思い知らされつづける。子どものときとちがうのは、無力感に罪悪感が上乗せされるということだろうか。手をこまねいていたほうがましなのに、わざわざ危険な領域にまで手を伸ばしてしまうことがあるのは、なにもしなかったという罪悪感から少しでも逃れるためかもしれない。よけいなことをせず、ただ見守りつづけることもまた、むずかしい。そして苦しい。

少し話は変わるが、最近、親しい女友だちが最愛のパートナーを病気で喪った。彼とも友人であり、治療方針のことで相談を受けたりもしていたので、その死はもちろんショックだった。生命力に満ち、長いあいだ病いと共生してきた人なので、訃報《ふほう》は信じがたかった。ただ、あまりに仲のいいカップルだったから、遺される彼女のことが最も心配になった。つきっきりの看病で、ようやく光が見えてきた矢先だった。彼がいなくなることなど、彼女にはこれっぽっちも考えられなかったはずだ。

仮通夜に駆けつけ、お葬式にも出席したが、彼女にどう接すればいいのか、わたしにはわからなかった。どんな慰めをいっても、手を握っても、ハグしても、なんの力にもなれないと思った。すべてが薄っぺらくて、自分が下手な芝居を演じているような気さえした。

そばにいても、彼の代わりにはだれもなれない。そのことは、痛すぎるほど明白で、動かしようのない、どうしようもない事実である。

お葬式の日は、蟬時雨《せみしぐれ》の降り注ぐ、よく晴れた暑い日だった。喪主を務める彼女は、みんなの前で終始おだやかな表情をたたえていた。参列者へのあいさつも過不足のない美しいものだった。

式のあと、冷房の効いた斎場で火葬がおこなわれ、参列者が骨を拾う。骨壺に彼の骨が納められていくのを、彼女が見つめる。最後の一カ月間、入院生活を余儀なくされていた彼の身体。そこに残された病院からの異物が骨壺に混入しないよう、目を凝らす。その彼女の姿を、わたしは見つめる。

そのとき、なにかが腑《ふ》に落ちた。見ているだけでいい。目撃者、もしくは立会人になるだけでいい、と。

「なにもできなくても、見ていなければいけない」という命題が、「なにもできなくても、見ているだけでいい。なにもできなくても、そこにいるだけでいい」というメッセージに、変わった。

ちゃんと見ているよ、なにもできないけど、しっかりと彼女が喪主の役割を果たす姿を目撃し、いまこの時が存在したことの証人となるよ。そしてこれからも彼女が彼女らしく生きていくのを、見つめているよ。喪失は簡単には埋まらないだろうけれど、それでもいいよ。急がないで。ずっと見ているから。見ているしかできないけど。

……そう思った。

そう思わせてくれたのが、亡くなった彼のもっていた生命力からくるのかどうかはわからない。でも彼も、どこかから見つめているにちがいない。

目撃する。目を凝らす。見つめる。見据える。見通す。見極める。見届ける。「見守る」ほどの力や度量は、いつまでももてないだろうが、それでいいのだ。

英語では、目撃することも証人も、「ウィットネス」という。目撃すること。証人になること。自分が直接ひどい目に遭ったわけではないから、その恐怖や緊張は、本人にも周囲にも気づかれないままのことが多いが、強い負荷を心身にかけるはずだ。子どものころのわたしも、どれほど怖かっただろうと、ようやくそのことに思いがいたる。けれども同時に、子どもが自分で感じるほど、子どもは無力ではないのかもしれない、ということにも気づく。起きたことを目に焼きつける子どもがいることで、救われる人間もかならずいるはずだから。

○（エン）＝縁なるもの

ずっと昔の漫画だが、くらもちふさこ作の『おしゃべり階段』（いまは集英社文庫で読むことができる）に、線と円という名前の兄弟が出てくる。

主人公の加南は天然パーマのいじけっ子。同級生の線のことが大好きで、線もじつは加南が好きなのだが、恋が実るまで何年も、すれ違いをくりかえす。少女漫画定石の物語といってしまえばおしまいだが、中学二年から大学予備校時代までの加南や、その周囲の人物たちの成長、そこでの傷つきと学びが、鮮やかに、かつきめ細やかに描かれている。

加南には三歳下の弟、哲夫がいる。幼かった哲夫が思春期を迎え、加南の背丈を越え、声変わりをし、女の子からプレゼントをもらい、バンド活動に目覚めていく姿を、加南はまぶしそうに見つめる。小さいころ、哲夫がじゃれついて背中にまとわりついてきた感触を懐かしく思い出す。

線の弟、円は哲夫と同級生でバンド仲間。漫画の中での円の出番は少なく、たいした役割を果たしてはいない。でも「縁結び」という意味では案外、重要な存在かもしれない。物語の最後のほうで、加南は線に下手なセーターを編んでプレゼントするのだが、円にもおそろいのを編んである。円がそのセーターをこっそり抱きしめ、そそっかしい加南を兄の彼女として認めるシーンは、めだたないが秀逸だ。

思春期の心のざわめきは、円＝○からはほど遠く、ぎくしゃくと尖《とが》ったものだ。縁のほうも、絡んだり歪《ゆが》んだり途中で切れたりして、○からかけ離れている。

受験生の飛び降り自殺のニュースをテレビで見て、

「ま、わかるが、こんなこととみんなも経験することだしなぁ」

とつぶやく父に、加南は心の中でこう答える。

でもパパ――

あたしたち当人にとっては

「こゝんゝなゝこゝとゝ」じゃない
パパはおとなで受験よりも苦しい経験をしてるから
「こんなこと」になるのかもしれない
あたしが中学の時
死ぬほどいやだった髪の悩みも
今はもう忘れかけているのと同じ
いつだって今の悩みがいちばん
あの幼い日に悩んだ重さは　その内容はちがっても
今　悩んでる重さとほとんどちがわないはずなの

「子ども」であっても、もしくは「子ども」であるからこそ、傷つきや苦しみはリアルである。仕事柄、人の悩みを聞くことが多いが、わたしはこのシーンをよく思い出す。

過ぎてしまえば笑い飛ばせることも、悩み事の真っただ中にいるときは、見通しのきかない、いつ終わるかわからない、果てしない暗闇だ。階段をのぼっている最中は、それがどこまでつづくのか、のぼった先になにがあるのかはわからない。俯瞰《ふかん》的に眺めることができるのは、そこから抜け出し、階段をのぼり終え、振り返って見たときだけだ。

少女のころに出会った少女漫画から、わたしはいまもメッセージを受けつづけ、それを別の人に手渡していく。人に手渡せるものが自分の中にたくさんあること、そういう少女時代を送ることができたことに、感謝する。

もちろん、大人になってもざわめきはつづく。尖り加減が減って、一見スムーズでも、そのぶんぶつかると鈍角な痛みが後々まで響く。縁のほうは、絡んだり、もつれあったり、ほどけたり、切れたり、何度も結び直されたりして、いよいよ複雑になる。だからこそ大人たちは、○にあこがれつづける。シンプルで、ミニマムで、歪みも途切れもなく、満ち足りた○に。

モレノの教会

どんな旅も必然的に心へと赴くのでなければならない、でなければ何になるというのか？　地球が丸いということは、すべてが許されているということだ。

——ル・クレジオ「アアミ、黒い声、裏からの声」

旅の最後の日、すっかり予定も終わり、午後時間がぽっかりと空いたので、ふらっと電車に乗ってみることにした。学会発表でアルゼンチンに行ったときのことである。なんとかその日にブエノスアイレスの宿に戻ってこられればいいと思って、郊外電車の発着する駅まで地下鉄で行く。

どこまで行こうかと迷う。ぜんぜん情報がないのはさすがに怖いので、古い街並みが残るということがガイドブックに数行だけ載っている地名を表示板に見つけ、そこまでの駅の切符を買う。ルハン。わたしはスペイン語がほとんどできないので、駅員さんの言葉が数字だということはわかるけれども、値段がいくらかはわからない。適当なお札を出して、おつりをもらう。発着ホームと時間は、大きな表示板を見て確かめるしかない。

電車の中は混雑していて、ボックスシートは通勤客や子連れで埋まり、通路には荷物がはみ出ている。立っている客も多いのに、そのあいだを器用に菓子売りがチョコやガムを売って歩く。スーツ姿の男性もふくめ、けっこうたくさんの乗客が買っている。おいしいのかなと思って、チョコビスケットのようなものを買ってみたが、あまりチョコの味がしなくて、一個だけ食べて鞄にしまう。

二〇～三〇分ほどすると、ベッドタウンなのだろう、おおかたの乗客が降り、空いた席に座る。そこから一〇分あまりで終着駅。別の電車に乗り継ぎ、目的地まではあと三〇分くらいのはずだ。

乗り継ぎの電車は、さっきのとはちがって古い。向かいの席には小柄な老夫婦が、顔の皺《しわ》に歴史をたたえ、ほとんど言葉を交わすことなく、けれども一緒に生きてきたことになんの悔いも疑いもないような表情で、出発を待っている。でも、いつまでたっても電車は動かない。そのうちに放送が流れたが、わたしには意味がわからない。数人の客は電車を出ていく。老夫婦は顔を見合わせ、ため息をつきながらも、そのまま静かに座りつづけている。

わたしはどうしようかなと思ったが、南半球の六月は冬で、日暮れが早い。暗くなってから知らない街をうろうろするのは危ないだろうし、もともと目的地の選び方もいい加減だったので、あきらめて乗り継ぎ駅の街を散策してみることにする。モレノという街だ。

駅前には芝生の広場があり、広場を横切って越えると、教会がある。教会の入り口には、小太りの青年が突っ立っている。知的障害を抱えているようだ。声をかけてくるが、なにをいっているかわからない。無視するのもいやなので、さっきのチョコビスケットもどきを、「いる?」というふうに差し出すと、うれしそうに受け取るので、箱ごと渡してしまう。すると彼は丁寧に、教会のドアを開けてくれる。

外国に行くと、教会はあちこちにある。わたしは組織だった宗教は苦手なので、ふだんはあまり教会に入らない。けれども、そのとき誘い込まれた教会の、うしろのほうの堅い直角の長いすに腰かけた瞬間、なにかがゆるんで、泣き出したくなった。木の天井と、木のキリスト像。そしてマリア像。キリスト教を信じているわけではないのに、静謐《せいひつ》な空気に包まれていると、跪《ひざまず》いて祈りたくなる。悲しみが次から次へとあふれそうになる。わたしはなぜこれほど悲しいのか。この悲しみはどこから来るのか。そもそも、それらはわたしの悲しみなのか。いったいわたしはなにを感じ、なにを求めているのか。この地球の裏側で。

前の隅のほうで中年の女性が、祭壇に向かって小声で語りつづけている。途切れのない囁《ささや》き。抑揚の少ない歌のようだ。「サンタ・マリア」という言葉が頻繁にくりかえされる。美しく真摯《しんし》なその声は、わたしにも「悲しみを滝のように流しつづければいい、そして流し去ればいい」と伝える。下手なお説教のように押しつけがましくなく、ただ背中をゆっくりなでてくれるようだ。

涙が自分のため、そしてだれかのために流れ出る。たくさんの人の顔が浮かんでは消える。この旅で出会った、軍事政権時代の拷問の被害者たち。その救援に明け暮れてきた精神科医たち。「行方不明」になったままの、顔写真だけが残された若き政治犯たち。五月広場でデモをつづける、そのおばあさんたち。日本でわたしが診てきた暴力被害者たち、家族、友人、仲間。地球の裏側で待ってくれている人たち。

心は震えつづける。早く逝きすぎた者たち。生を受けなかった者たち。あったはずの可能性。なかったはずの災禍。抑え込むべき情熱。ねじれ、もつれた絆。来るべき喪失。この広い世界の中で、それでも一生懸命生きようとする人たち。

やがてすべてが洗い流され、夢から覚めたときのようにわたしは目を開け、まわりを見回す。いつの間にか女性の囁きは消え、夕闇が教会の中に迫っている。

教会を出ても、青年はもういない。少し歩くと、小さな人形を売っている店がある。ゴブリン（小鬼）のような愛嬌《あいきょう》と知恵のある顔。胸には水晶玉か本を抱えている。おみやげにその人形をいくつか買う。駅に向かい、電車に乗る。ブエノスアイレス行き。旅は終わりに近づいている。

水の中

……夏は水の季節で、水の中はまるで別の時間が流れる、しずかな異界としてあった。

——管啓次郎『ホノルル、ブラジル』

金沢の21世紀美術館に、レアンドロのプールというのがある。外からは、銀色のはしごもついていてふつうのプールに見えるのだけれど、中をときどき人が歩いている。透明感を漂わせる美術館の白い建物に入り、六番の部屋から階段を地下におりる。細い通路を抜け出るとその先に、プールの地下の空間がぽっかり口を開けている。そこは、まさに空間。冬になって水が抜かれ、空っぽにされたプールのように、ただ青い色の床と四方の壁に囲まれた空間。

頭上はアクリルガラスになっていて、その上に一〇センチほどの厚さの水がたたえられているという。聞いてみると簡単な仕掛けだ。でも、ほんとうにプールの中で息をつめながら水面を見上げているかのようだ。

わたしが美術館を訪れたのは真冬の快晴の昼間。冴《さ》えた青空が、揺らめく水のむこうに広がり、青い壁には太陽がかげろうのような黄白色の模様を斜めに映し出している。外からプールを眺めている人の姿がときおり見える。むこうからもわたしの姿がさざ波越しに見えているにちがいない。

小学生のころのプールのカルキの匂いや、泳ぎ疲れて炎天下を友だちと歩きながら食べたベビーラーメンの塩からい味がよみがえってくる。わたしはプールの隅っこに体育座りをし、ときおり壁にもたれながら頭上の水面を飽きず眺める。

ときどき人がやって来ては、歓声をあげつつも比較的短時間で出ていくのだが、わたしが座り込んでいると、なぜかあとから入ってきた人たちもそろって座り込んで、のんびりと水面を眺めはじめた。

雨の日はどうなんだろう。雪の日はどうなんだろう。夜はどうなんだろう。きっとどんな抽象画よりも美しい世界が水面のこちらとむこうに広がるにちがいない。

上からは、プール脇に座り込んだ幼い子どもが、水面に手を入れて、アクリルガラスにふれている。水紋が不規則に広がる。その中心に好奇心いっぱいの顔がクローズアップされる。ほんとうは水にさわるのは禁止だが、美術館の人も、子どもにはきびしい規則を課さないようだ。ふと気づくと、その子どもがいつの間にか地下室にやって来ている。よちよち歩きで転びそうになるのを支えながら、おばあちゃんらしき人が「上からずっと見えていましたよ」とニコニコしながらわたしに話しかける。代わりにわたしは家族写真のシャッターを押してあげる。

そういえば、スキューバ・ダイビングをしていていちばん好きだったのも、ときどき水面を眺め上げて、波打つ光の広がりを頭上全体に感じることだった。珊瑚《さんご》の思いもつかない造形におどろかされるよりも、色とりどりの魚に囲まれるよりも、自分の呼吸以外には無音の世界で、こぼれ落ちてくる光の中にかろうじてとどまり、光がやって来るほうを見つめる。そして人魚のように、大気と波音と光に満ちた外の世界を想像する。泡として上がっていく自分の吐く息と、透きとおった小魚の大群が、そのあいだにときどき混じる。

そう、あのときもそうだった。少し恥ずかしい話だが、わたしはダイビングをしていて命をなくしかけたことがある。かなり潮の流れの激しいところを何人かのグループで潜っていて、ひどく疲れ、呼吸が荒くなっていた。そんなとき、急に喉になにかがひっかかって、むせたような感じがして息苦しくなった。息苦しさはどれくらいの時間つづいたのだろう。数十秒か、たったの数秒だったのかもしれない。わたしはマウスピースを口から離してしまった。そうして深呼吸をし、きらめく水面に向かって浮上していこうとした。細かい泡と陰影の踊る光の水の中を。

そのときわたしはたしかに喜びを感じていた。喜びというのが大げさなら、解放感といってもいい。二〇年以上も前のことなので、記憶が脚色されているのかもしれないが。

その後、わたしは船に引き上げられ、意識がしばらくないまま、かっこいいインストラクターに人工呼吸を受けたのだと、同行の友人から聞いた。はた迷惑な話である。ほんとうにあのとき死んでいたら、親はどれだけ悲しんだだろうと思う。大学を卒業して、さあいまから人生を花開かせるとき、そんなタイミングだったから。

でもわたしはあのとき、確実に幸せだった。いってはいけないことのような気がして、これまでほとんどだれにもいわずにきたけれど。死にたかったわけではない。目の前にあったのは、わたしが向かっていったのは、死ではなかった。ただ揺れる水の影と輝く光、そして果てしなく広がる、大気と波音と希望に満ちた空間だった。

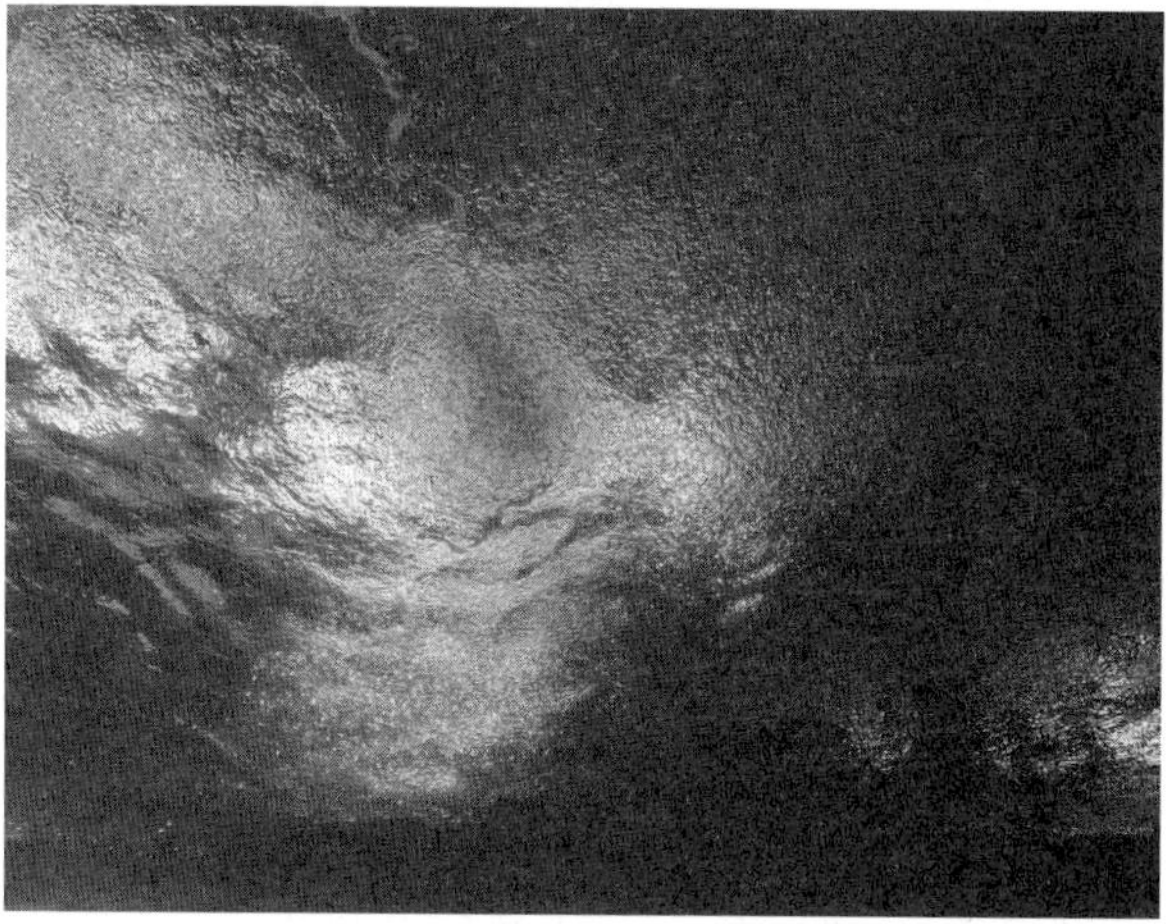

内なる海

映画『海を飛ぶ夢』（アレハンドロ・アメナーバル監督、二〇〇四年）を観た。スペインでの実話を元にしたもので、原題は *Mar Adentro*、英題も *The Sea Inside*、『内なる海』である。

『海を飛ぶ夢』のほうが集客にはよさそうだし、実際の映像ともうまく重なる。二五歳の生命の輝きに満ちあふれたラモンが、引き潮の海に吸い寄せられるように飛び込んでいくシーン。そのために頸椎《けいつい》損傷となって長いあいだ寝たきりのラモンが、部屋の窓から空を飛んで海に向かい、浜辺を歩く愛しい女性フリアを抱きしめ、熱いキスを交わす夢想シーン。いずれにも、海を飛ぼうとするラモンの想いが、息を呑《の》むほど美しく描かれている。

それでも、わたしには「内なる海」という言葉が気になる。映像が鮮やかに示すものとはちがうなにかを、その「海」は意味しているのではないかと思ってしまう。

あらすじを見ておこう。首から下が不随になったラモンには、献身的に面倒を見てくれる兄と義姉、その息子、そして父がいる。けれども、二六年間寝たきりの生活をつづけたあと、ラモンは尊厳死を求めるようになり、人権支援団体で働く女性ジェネを介して、女性弁護士フリアを紹介される。尊厳死が合法化されるよう、裁判の準備を進める中で、ラモンとフリアはお互いに強く惹《ひ》かれはじめる。それでもラモンの決意は変わらない。むしろ、相手とのたった一メートルの距離が自分にとっては無限であることや、相手を抱きしめることができないという事実に苦悩し、尊厳死への思いを強くする。フリアもじつは病いに冒されており、ラモンの本が出版されたら、彼の死を手伝って自分も命を絶とうと決心するが、やがて発作に倒れ、その願いもかなわなくなる。法廷で尊厳死の要求は否定され、ラモンは村に住む女性ロサの助けを得て、死に向かう。

いくつか印象に残るシーンがあった。

一つは、ラモンがなぜ自分は死にたいと思ってしまうのか、なぜ身体は動かせなくとも愛情に囲まれた生活で満足できないのか、なぜ生きつづけたいと思えないのかと嘆くシーンである。ラモンが取り乱す唯一のシーンである。

たぶんそこにはストーリーの核心がある。同じような生き方も、ほかの人には我慢できるかもしれない。ほかの人は意味を見いだせるかもしれない。でも自分にはできない。それは自分で変えようと思っても変えられることではない。その自分を認めなければ自分を生きたことにはならない。そうラモンは思ったのだ。

もう一方で、ラモンの面倒をきちんと見てきた兄が、ラモンにたいして「自分たちのほうが奴隷だった」とたたみかけるシーンがある。これまでたまってきた鬱憤《うっぷん》を一気に晴らすかのように、涙しながら叫ぶ。海の男だったのに、ラモンの介護のために海を捨て、農業に従事せざるをえなかったことの悔しさをぶちまける。

それも、よくわかる。患者や病者、被害者や弱者がもつ、ある種の逆転した「権力」。まわりの者が振り回されていく感じ。人生を変えさせられてしまうこと。

お互いが感情をあらわにし、本音を吐き出す瞬間。けれども、思いを吐き出し、取り乱すことが可能なほど、じつはお互いを信頼し、愛し合っているということも見えてくる。「生きていてほしい」と家族に思われているからこそ、「死にたい」と心からいえる。「生きていてほしい」と心底思っているからこそ、「死にたい」と願うことの権力性を正面から指摘できる。

そんな、介護や支援をする者とされる者との関係、愛する者と愛される者との関係を丁寧に描きながらも、映画はまた別のことを深く問いかけようとしている。それは心と身体との関係、性愛と生きることとの関係である。

ラモンにとっての海とは、身体そのものであり、感覚と運動のダイナミズムであり、エロス的な生命の躍動であり、セクシュアルな欲動もふくめたイマジナリーなものと体感との交差であり、生きるエネルギーだった。そうわたしは思う。それはまた、海辺の村に生まれ、海とともに育ち、一九歳から外国船のクルーとなり、女性との出会いを重ねながら世界中の国々を旅してまわっていた、ラモンの生きる歴史でもあった。

打ち寄せる波のリズムと心臓の鼓動。潮の流れが岩にぶつかる荒々しさと、血わき肉躍る興奮。生命のうごめき。尊厳死を願うラモンを翻意させるためにあらわれた頚椎損傷者が聖職者であったことは、おそらく偶然ではない。内なる海を感じることの大切さを否定する者に、ラモンの願いは理解できない。

映画にロサという興味深い女性が出てくる。男運が悪く、シングルマザーで、工場勤めをしながら二人の子どもを育て、疲れ気味だが生命力にあふれ、ラジオのDJとして人に語りかける力をもつ女性。彼女は尊厳死を訴えるラモンをテレビで見て興味を抱き、会いに行く。自分の寂しさや空しさを埋めるためだとしても、ラモンにぶつかっていくその姿勢は、ストレートで小気味よい。ラモンの世話をする義姉のマヌエラに疎《うと》まれながらも、自分の気持ちに正直にふるまうロサ。死にたいと願うラモンに、「生きていてほしい」と自分本位でいい返す。けれどもやがてロサは気持ちを変えていく。愛しているからこそラモンの願いをかなえてあげたいと、ラモンの自殺に手を貸すことになる。ラモンはロサを愛していない。けれども、ラモンは深い感謝と敬意の念をロサに抱いたにちがいない。

わたしはこのロサに強く惹かれた。ロサ役の女優の魅力からもくるのかもしれないが、いちばんの理由は、わたしにはできそうにないことをロサがしたからだと思う。「愛しているから、あなたが死にたいと思うのなら、それを手伝うわ」という単純な決意。愛がなんなのかはわからない。ロサは結局、ラモンのいいなりになったにすぎない、そうやってラモンに認められようとしたのだ、という理解も可能だろう。けれども、ラモンのことを大切に思うからこそ、ラモンの願いを言葉どおり信じる、それ以上の解釈は加えず、願いに従う、というある種の「判断停止」を、彼女は潔く謙虚に選んだのだ。

わたしは精神科医として、職業柄、「死にたい」と願うクライアントにしばしば向き合わなければならない。そして職業柄、ほぼ例外なくつねに「死なないでほしい」ということを伝えようとし、生きることへの希望を見いだしてもらう方向に働きかけることになる。

ずっと以前、「生きているのがつらい」と訴え、強い自殺念慮をもちつづけるクライアントがいた。小さいころにひどい虐待を受け、その後も自己肯定感をもてず、さまざまな傷つきや挫折を重ね、過去の外傷記憶にさいなまれつづけていた。そのクライアントから、「先生のいうことは、毎日蛇にかまれながら生きつづけなさいといっているのと同じことだ。なぜ死んではいけないのか。自分の望んでいるのは安楽死のようなものなのに」と訴えられたことがある。

わたしは、精神科医が使う常套《じょうとう》手段のような言葉以外のものをもっていなかった。生きていれば、つらさから逃れられる日だって来るはず。死んだら悲しむ人がいる。わたしもあなたに生きていてほしい。

精神科医の書き物や臨床のテキストブックには、自殺を止めるための言葉がいろいろ挙げられている。最近読んだものの中では、安永浩の「自殺はまわりの者の自殺にたいする閾値《いきち》を低めてしまう、後追い自殺をもたらしやすい」というものが興味深かった。彼は、自殺を思いとどまらせるための切り札として、そのことを患者に伝えることがあるという。

ただ、当のクライアントにとっては、なにをいわれようと気休めにしかならない。心の傷や痛みは目に見えないけれども、耐えがたい痛みに襲われつづけ、その痛みがなくなる可能性が見えないのであれば、たしかに安楽死を願ってもおかしくはない。死なないでほしいといってその場をやり過ごす自分、自殺を防ぎつづけることでいつか生きる喜びを取り戻してもらおうと思いつつ、それがあきらめて生きていってもらうことと紙一重であるのに気づいている自分に、わたしは嫌気がさす。だからロサの「判断停止」や潔さ、謙虚さに羨望《せんぼう》を感じる。

「人ごとだからこそ自分の判断を停止させる」というロサの行為は、「人ごととしてごまかしつづける」ことからいちばん遠いと思うからだ。


ロサは人がそれぞれ自分の内なる海を感じることの大切さを、どこかで深く了解していたのだと思う。「他者を愛する」とは、自分とはちがう存在、自分には理解できないもの、自分では受け入れられないものをもっている存在を、まさに自分には理解できないし、受け入れられないからこそ、尊重するということである。けれどもそれは「他者から愛されない」ことを受け入れることであり、相手の選択が死であるときは、他者との「他者としてのつながり」さえも断ち切られることになる。

ロサは、ラモンと同じ内なる海で泳げなくても、潮の流れを交歓できなくても、それを受け入れる。それがラモンにとって内なる海を取り戻す唯一の手段であることをロサは知っている。ロサにはロサの内なる海がきっとその先に待っていることを、ラモンもきっと知っている。

映画には、ラモンのもう一人の理解者、人権支援団体の女性ジェネが、ラモンの支援活動を通してある男性と知り合い、激しく愛を交わし、妊娠し、出産していく流れが織り込まれている。それはラモンの死と対比するためというより、ジェネもまた自分の内なる海を大切にする人間であることと、その肯定が鮮やかに示されているように思う。そして映画は、ジェネが夫と子どもと三人で、海辺を戯れながら散歩するシーンで終わる。

そのラストシーンは、わたしを別の場所の記憶に引き込む。子どもたちの待つ保育園である。診療室の中で、クライアントから先ほどの言葉を投げられたとき、わたしはブラックホールに引き込まれるような感覚に襲われた。けれども、時間が来ればわたしは医師という衣を脱いで、自分の日常生活に戻っていかなければいけない。病院を出て車で向かうのは、子どもたちを預けている保育園だった。

門を開ければ、元気いっぱいの子どもたちがこちらに向かって駆けてくる。別世界。頭の切り替えがむずかしくて、子どもたちをもうしばらく保育園の庭で遊ばせながら、わたしは暮れかかった空を見上げ、深呼吸をくりかえす。クライアントの苦しみを置き去りにする罪悪感を押し流し、自分の内なる海を取り戻そうとするわたしに、ラモンとロサ、そしてジェネが、いまごろになって笑いかけてくれている。

泡盛の瓶

あがってさがってひとしきり飛んで
それから
来たときとおなじにふいにいなくなった。
ちょうちょ

――西元直子「ことり」

座間味島には、昼のフェリーで着いた。三月はシーズン外れで、観光客もまばらだ。島には座間味と阿佐、阿真の三つの集落しかない。港の観光案内所で島の地図をもらい、二〇〇円で荷物を預け、身軽になって、まず港のそばの座間味集落をぐるっと回る。

この島は戦争のとき、米軍が上陸し、多くの人が殺され、また住民たちが「集団自決」した島として知られている。「集団自決」にはわたしも関心があったが、家族が傷つけ合うというセンシティブなテーマで、そのときはちょうど日本軍の隊長が「集団自決」の命令を下したかどうかが論争にもなっていた。だから、調査らしい調査やインタビューをするつもりはなかった。ただ、その場所に行けばなにかを感じられるかもしれないと思って、那覇から足を伸ばすことにした。じつは、学生時代の夏に貧乏旅行をして、初めて海に潜り、魚と戯れた懐かしい記憶もあった。

役所や学校のあるいちばん大きな座間味集落も、一〇分も歩けば同じ場所に戻ってくる。この限られた空間、密な共同体の中で「集団自決」は起こったのだ。表面上は退屈なほどおだやかな家並みに、棘《とげ》のような記憶がひっそりととどまりつづけている。わたしは息苦しくなった。どこかからだれかの視線が投げかけられているようで、そこに長居をしてはいけないような気がしてきた。

歩いて一五分という古座間味ビーチまで足を伸ばすことにした。港のすぐ裏手だが、海沿いには道がなく、山道をぐるっと回ってたどりつく。人はだれもおらず、砂は白く、海は透明だ。宿を決めていないことが気にかかりながらも、結局その砂浜でしばらくゆっくりすることにした。

朝から雨で、行きの船旅は空が低く重苦しかったが、午後になると晴れ間も見え、海の青が瞬間の冴えを見せた。泳ぐには季節が早すぎるので、足だけ浸しながら、波打ち際を歩いた。途中でダイビング講習の小船が沖合にとまり、しばらくインストラクターの声が聞こえたが、それもまもなく消えた。

灰色の雲の動きが速くなってきた。また一雨きそうだ。島の地図を見て、宿をどうするか考える。海沿いの阿佐集落の宿は工事中だと聞いていた。阿真集落のほうに目がいき、その中でいちばん浜に近い宿を選び、地図の裏にあるリストから電話番号を探して、携帯から電話をした。

開いているかと聞くと、開いているという。部屋から海が見えるかと聞いたが、見えないという。まあそれは仕方のないことだと思い直して、値段を聞き、夕食の用意をしてもらえるかどうかを聞き、古座間味までいまからすぐにでも迎えに来てくれるとうれしいと伝えた。口数が少なく、あまり商売気がなさそうな応対だったが、迎えは可能だというので、電話を切り、文庫本を読みながら待っていた。雨が降りはじめたが、三〇分経っても来ない。電話をしたが、だれも出ない。こっちに向かっているのだろうか。雨が本格的になり、激しさを増し、傘はあったが肩から下はびしょびしょだ。

やっと電話がつながった。車のバッテリーがあがったから、バイクを借りてそっちまで行ったけど見当たらなかった、といわれた。どこかから車を借りて迎えに行くといわれ、さらに一五分ほど雨の中を待った。借りてきた車も調子はよくないようで、エンジンを激しく噴かせながら、坂道をのぼりおりした。預けていた荷物を港で引き取り、宿に着いた。客はわたしだけのようで、海がほんの少し見えるいちばん南の部屋をもらった。びしょ濡れになった服を脱ぎ、熱いシャワーを浴びてから、散歩に出かけた。傘がいらない程度の小雨になっていた。

本来、調査ならその地を訪れる前に資料には詳しく目を通しておくべきなのだが、なかなかそんな気になれないときがある。戦争にまつわるトラウマなど重いテーマならなおさらだ。行きのフェリーで読むことも考えたが、悪天候のため、活字に目を向けるだけで船酔いするのは確実だった。

阿真集落については、米軍上陸後しばらく住民が捕虜として集められて住んでいた場所であることくらいしか知らなかった。現在は二〇~三〇軒しかないこの小さな集落に、何百人もの住民が集められていたわけだ。ただ、座間味集落ほど立て込んでおらず、面積はそれほど変わらないのかもしれない。

舗装された道が集落全体をほぼ囲むようにある。道から少し入った場所に、古い井戸がある。緑に覆われ、いまも水をたたえている。少しのぞき込んだが、怖くなってやめた。元の道に戻り、山に向かって広がる畑を眺めながら、また歩きはじめる。畑には牛がいた。山羊もいた。

突然、泡盛の瓶が落ちて割れた。一瞬なにが起きたかわからなかった。集落のはずれあたりの曲がり角。透明の液体が、アスファルトの上に傷を切り裂くような形を描きながら流れていく。買ったばかりの久米仙の小瓶。四二〇円。

夜ひとりで眠れなかったらと思って、さっき通りかかった糸嶺商店で手に入れた。缶酎ハイを選びかけて久米仙に替えたのは、せっかくだからなるべく地に近いものをと思ったからにすぎない。座間味産の泡盛があるとは聞いていない。白いビニール袋に入れてもらって、ぶらさげながら集落の散策をしていたが、袋の底が突然裂けたのだった。

　別に振り回して歩いていたわけではない。安手の弱いビニール袋を使っているのだろうか。小さな店だから、スーパーみたいに店のロゴや名前の付いたものではない。帰りに事情をいって代わりの瓶をもらおうか、そんなことを考えつつ、割れたガラスのかけらを拾った。

　集落のはずれの家をはさんで、気になる小道があった。緑が一段と濃くなり、引き寄せられて進むと、また小道が分かれている。門番のような大きなヤドカリが道の真ん中にいて、こちらの気配を察し、静止する。奥に進むと今度は黒いアゲハ蝶が二羽、戯れながら飛んでいる。両側の木々の緑がトンネルのように天井部分も覆っていて、薄暗い。ハブが出るとまずいと思いながらも、さらに奥に引き込まれていく。

　行き止まりは御嶽《うたき》で、小さな祠《ほこら》があった。祠のそばにもヤドカリがいて、神社のこま犬か、お稲荷《いなり》さんの狐のように、空間を守っていた。緑のトンネルのてっぺんから御嶽の中心に向かってわずかに注ぐ木洩《こも》れ陽は、ここがたしかに聖なる空間なのだと伝えている。わたしはガラスのかけらを包んだビニール袋を地面に置き、目を閉じ、しばらく手を合わせた。なんのために、だれのために祈りを捧げているのかわからなかったが、ただその空間のために祈った。それからヤドカリに心の中であいさつし、アゲハ蝶のつがいがまだ戯れているのを横目で確認して、小道を戻った。そのまま砂浜まで歩き、夕食の時間まで波を見ながら過ごした。

結局持参した資料の本を読み通したのは、次の日だった。阿真集落は米軍占領後の捕虜居住地となっただけでなく、米軍上陸前は日本軍が慰安所をもうけていた場所だったらしい。集落のはずれの二軒の大きな赤瓦の民家が接収され、朝鮮からの女性が七人いたという。

朝鮮から沖縄に連れてこられた従軍「慰安婦」の人たちのことが書かれた本、『赤瓦の家』（川田文子著、筑摩書房、一九八七年）を読んだのは、東京に戻ってからだった。注文しても品切れで、旅の前に読めずにいた本を、子どもと行った近所の図書館で見つけた。

それを読んでおどろいた。少し寒気がした。慰安所となった二軒の民家は、御嶽のすぐ隣にあったのだ。御嶽そのものには、慰安所の客寄せ兼カムフラージュのために、汁粉屋が置かれていたという。道がぐるっと回り込んでいたが、泡盛がこぼれた場所は、御嶽のすぐ裏手だったようだ。泡盛は、日本兵たちがかつて列をなしていたその足下ではじけ、女性たちがかつてたしかに存在した場所に向かって浸みわたっていったのだ。

那覇在住の女性にその話をしたら、「呼ばれたねー」と笑われた。「蝶は、この世とあの世をつなぐ生き物とされているんだよ」と、彼女は付け加えた。

久米仙は、祈りとともに捧げられるために、わたしに買われたのだろうか。アスファルトに広がる泡盛からわずかに放たれた酒精を吸い込んで、つがいの蝶は女性たちの痕跡をよみがえらせるため、鮮やかな舞を奉納していたのだろうか。

ささやかな魂鎮めの儀式。わたしは期せずしてその儀式をつかさどるよう阿真集落に呼ばれ、ヤドカリはわたしの到来を待っていたのだろうか。

だれかが自分のために祈ってくれるということ

そんな閉鎖から、「祈り」へと、たとえそれが「《名宛人不明》の付箋」がついているものであるにしても、おのれをふたたび開いてゆくことは、どのようにして可能になるのだろう。

——鷲田清一『「待つ」ということ』

数年前、バリの中心都市、デンパサールの寺院で祈りを捧げてもらったことがある。寺院と隣り合わせの有名な博物館に行ってみたら、たまたまその日は午後から休館日。チケット売り場まで行って、そのことを知ったときには、送ってくれた知人の車は走り去ったあとで、迎えに来てもらえるのは二時間後。どうりで人が少ないはずだと気がついたものの、もう遅い。

手持ちぶさたのわたしに、博物館のガイドをしているという若い男性が、小遣い稼ぎを考えてか、街の案内をしようと英語で話しかけてきた。バリではよくあることだ。真っ昼間の街はうろうろ歩くにはあまりにも暑いので、ガイドは必要ない。そう伝えて、わたしはのんびりできそうな場所を探しにぶらぶら歩きはじめた。そして、寺院につながる道のそばの、日陰になっている風通しのいい、小さいあずまやのような場所を見つけ、そこに腰を落ち着けた。男性もなんとなくついてきたが、あまりうっとうしい感じもなかったので、まあいいやと思った。

周囲の景色を眺めながら、ぽつぽつと話が始まった。結婚して二歳の子どもがいること、博物館のガイドといっても公務員は給料が安いので生活は苦しいということ、みんな午後からプライベートにガイドをしたり、ほかの仕事をしたりして生計を成り立たせていることなどを彼は話した。そのうちに、彼は寂しげな表情を見せ、幼いころにお母さんが家を出ていって、その後ずっと祖父母の家で暮らしていたことや、お母さんともう一度会ってみたいということまで打ち明けるので、なんだかカウンセリングのようになってしまった。

やがて話も一段落し、汗もすっかり引いたので、隣の有名な寺院を見に行くことにした。彼も一緒に来て、寺院に参詣するときにつける帯をわたしに手渡してくれた。教えてもらった名前からもわかるのだが、バリ・ヒンドゥー教のカーストでは、彼はいちばん上の僧侶階級の出身である。階級が高いからといって収入が多いとは限らず、生活の豊かさとはかならずしも相関性はない。それでも現地の人びとのかかわり方をよく見ていると、まだ生活のいろんなところにカースト制度は息づいていて、上の階級の人には敬意が払われている様子が感じられる。彼も当然、さまざまな儀式のやり方を知っている。

寺院のメインの塔の前で、彼は時間をかけ、正式なお祈りの手順をきちんと踏んで、わたしのために丁寧に祈禱《きとう》してくれた。

だれかが自分のために祈ってくれるということがどれほど心を動かすものなのかを、わたしはそのとき初めて知った。日本でもお宮参りなどビジネス化された祈禱はたくさんある。けれども、頼んだわけでもなくお金を払うわけでもないのに、純粋に心からだれかに自分の幸せを願ってもらうということ、その事実と時間がどれほど「有り難い」ことか、そして勇気づけられることか、そのとき気づかされた。

トラウマを負った被害者が回復し、自立した生活を取り戻していく際に、「エンパワメント」が重要であるということはよく知られている。「エンパワメント」とは、その人が本来もっている力を思い出し、よみがえらせ、発揮することであって、だれかが外から力を与えることではない。けれども忘れていた力を思い出し、自分をもう一度信じてみるためには、周囲の人びととのつながりが欠かせない。

とくにわたしが多くかかわってきたドメスティック・バイオレンス（ＤＶ）の被害者は、関係の最も深い他者から、暴力やおとしめによって長期間自分の価値や能力を否定されてきた。そのマインドコントロールの罠《わな》と、長いあいだ追いやられてきた孤独の闇から抜け出すには、自分の幸せを祈ってくれる「だれか」がかならず必要である。

ＤＶ被害者は、配偶者から離れ、暴力から逃れられれば、それで幸せになれるというわけではない。被害者の自立とは、大きな喪失の過程でもある。いままでの生活世界、人とのつながり、温かい家庭を築くという夢、子どもの教育、老後の人生設計、愛や親密性をはぐくむ自信、世界は安全だという基本的信頼感。それらがすべて奪われる。

それらの喪失を認め、受け入れることは、新たな生活に向かうために必要だが、けっしてたやすくはない。けれども、幸せを心から祈ってくれる「だれか」がいれば、被害者自身も幸せになりたいと願いつづける勇気、なれるかもしれないという希望を取り戻すことができる。

わたしはトラウマを負った被害者の回復支援にかかわりながら、ときどきあのバリでの不思議な昼下がりを思い出す。そうしてあのときの祈りが、今度はわたしから目の前の被害者に伝わることを願う。「幸せになりますように」と。あのときの強い日差しと、目を閉じて祈る彼の横顔のおだやかさと、かすかな風に乗って聞こえてくる鳥の鳴き声を、ごく身近に感じながら。

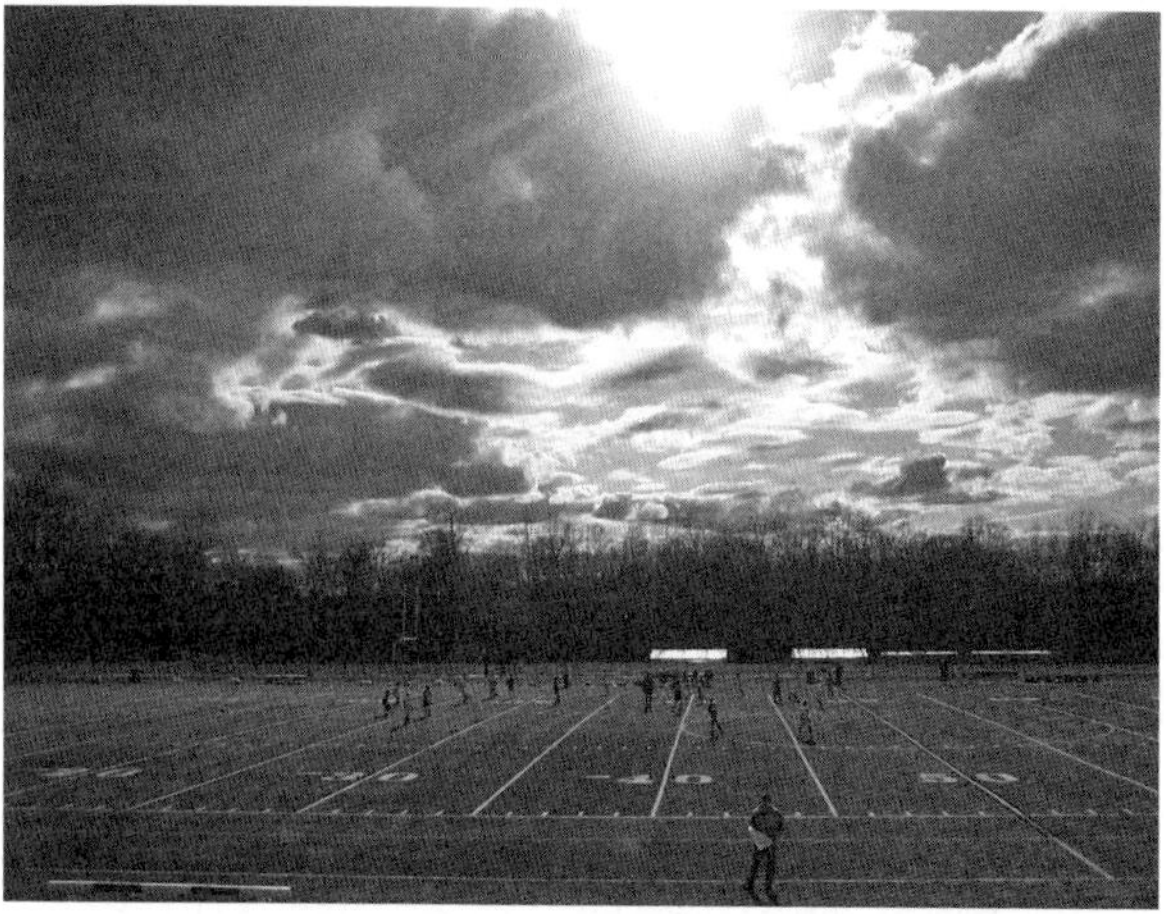

予言・約束・夢

一人で見る夢はただの夢、一緒に見る夢は現実になる。

——オノ・ヨーコ

さまざまなトラウマを負った人と臨床現場で接する数がふえるうちに、わたしは、

「あなたはいつかきっと幸せになれると思うよ」

「あなたが幸せになっていくのを、わたしは見守っているよ」

といった言葉を、あえて口にすることがふえてきた。

ただ幸せを祈るだけでない。これだけつらい思いをして、いろんなことをがんばってここまでやってきたのだから、

「幸せにならなきゃね」

「幸せになっていいんだよ」

という思いを込めて伝えるのだ。

また、目の前にいるこの人は幸せになる能力をもっていると、心から信じてもいる。もちろんわたしには将来を見通すことなどできない。彼女がほんとうに幸せになれるかどうかはわからない。「ちゃんと神様が見てくれていなきゃ不公平だよね」とは思うが、ほんとうに神様がいるかどうかなんて知らないし、いたとしてもおそらく神様はあんまり公平ではないだろうし、ちゃんと見てくれているかどうかもあやしい気がする。

それでも、「あなたはいつかきっと幸せになれる」といった予言の言葉、「あなたが幸せになっていくのを、わたしは見守っている」といった約束の言葉が、命綱になることがあると思うのだ。

ときどき考えるのだが、命綱やガードレールなどのほんとうの役割は、実際に転落しそうになった人をそこで引き（押し）とどめることでは、おそらくない。もちろんそういう役割を果たせるように、強度を計算して、材質や形が決められ、つくられているのだろうとは思う。けれど、命綱やガードレールが実際に物理的効力を発揮する機会は少ない。そこにそういうものがあるから大丈夫だと安心することで、平常心を保つことができる。本来の力を発揮し、ものごとを遂行することができる。たいていは、そのためにこそ役立っていると思うのだ。
ロック・クライミングで、切り立った断崖《だんがい》を登っていくとき。狭い曲がりくねった切り通しの山道で対向車とすれちがうとき。サーカスで客よりはるかに高いところから空中ブランコに乗り移るとき。命綱やガードレール、セイフティ・ネットがあるからこそ、思い切って冒険できる。疾走できる。跳躍できる。

同じようなことが「予言」や「約束」にもあるように思う。最終的にその予言が当たり、約束が果たされるという保証はない。けれどもいま、真剣にそう思うから、そう願うから、そう信じるから、言葉にして共有し合う。未来に言葉を投げかける。不十分ながらも、不幸の淵《ふち》に流されつづけると思い込んでいた人に、「幸せ」という言葉を投げかける。そうやって、淵の手前にガードレールがあるということ、あなたが淵から転落してしまわないように社会は安全策を築いてきたのだということ、あなたが溺《おぼ》れそうになったら命綱を投げて助けようとする人はいるのだということを、思い出してもらうのだ。

思想家のハンナ・アーレントは、「赦《ゆる》し」と「約束」について語っている。彼女はそれらが「再開の可能性への賭け」になるという。復讐《ふくしゅう》にたいしての「赦し」、支配にたいしての「約束」。

復讐の代わりに「赦し」を、というのはわかりやすい。復讐とは過去のくりかえしであり、赦しは過去の呪縛からの解放になるからだ。では支配の代わりの「約束」とはどういうことなのか。わたしの勝手な解釈かもしれないが、支配もまた過去のくりかえしであり、過去の呪縛であり、強制であり、力ずくであり、一方的なものである。「約束」とはそれ自体が一〇〇パーセント守られる保証はなく、夢であり、祈りであり、希望であり、信じることである。「約束」は、双方的な関係の中でのみ成り立つ。約束する側でなく、約束される側がそれを受け入れ、もう一度信じてみるという危険を冒すことによって、かろうじてそれは成り立つ。

「幸せになんてなれるはずがない」と思い込んでいた人、「幸せになんてなってはいけない」と思い込んでいた人には、過去の呪縛から解き放たれるための言葉が必要になる。恐怖にすくんだ人が足を伸ばし、歩きはじめるには、未来を捕捉する言葉が必要になる。

実際の命綱やガードレールがどんなに頼りなくても、人はなにかが、もしくはだれかが、自分の安全を守ろうとしてくれていると感じるときにのみ、人として生きられる。現実のもろさや危うさの中で、未来を捕捉することは実際にはできないからこそ、希望を分かち合うことによって未来への道筋を捕捉しようとする試み。予言。約束。願い。夢。

明日、天気になあれ。みんな、幸せになあれ。そう思い、そうつぶやく。そう囁き、そう歌う。

Ⅱ　クロスする感性
——米国滞在記＋α　二〇〇七—二〇〇八

開くこと、閉じること

人にしろ物にしろ、変化が起きるとき、閉じながら変わっていく場合と、開きながら変わっていく場合がある。

細胞が減数分裂を起こすとき、いったん細胞膜は閉じて、内外の物質交換を停止するのだと、ずっと昔に教わった記憶がある。変わるときというのは、変化にほとんどのエネルギーや注意を費やさなければいけない。そのため、外からの攻撃にたいしては無防備になる。外敵が来ればたちどころにやられてしまう、ヴァルネラブル（脆《ぜい》弱《じゃく》）な状態である。だから、変わるときには閉じなければいけないのだ。さなぎが蝶になるとき、繭にこもらなければならないように。そんな主旨だったように思う。

あれはわたしが研修医のころ、もう古い記憶だから、もともとの話はぜんぜんちがっていたかもしれない。医学概論の往年の巨匠、故・中川米造氏から教わった気もするが、わたしの理解が科学的に正しいかどうかわからないので、ここで名前を出すのは失礼かもしれない。ただ大事なことは、その話がわたしにかなり強いインパクトをもたらしつづけたということだ。

だれとも会う気がせず引きこもり傾向にあるとき、ただぼうっとしてなにも建設的なことができないとき、ただ時間を無駄にしているような気がするとき、そのメッセージを思い出すと落ち着く。

自分がだれにも連絡を取らず、だれからも連絡がないまま休日が過ぎると、世界にひとり取り残された気がして、自分なんて存在しなくてもいいんじゃないかと思ったりする。そういうときも「ああ、これは明日の出会いの前の静けさなんだ」と思える。

外からのインプットを排除して繭の中にこもる。そんなときにこそ中でなにかが醸成していたり、励起状態になっていって、まもなく鮮烈な化学反応が起き、新しいものが生まれてくるかもしれない。

もちろんなにも新しいものが生まれなくても、なにも変わらなくても、ぼうっとする時間を楽しめたらいいのだが、近代的な教育や競争の洗礼を受けてきた人間にとって、そこまでの境地にいたるのはなかなかむずかしい。とくに二〇代、三〇代というのは、若さの有限性をひりひりと肌に感じつつ、できることはなんでもしてみようと、前のめりになって歩きがちだから、その境地にいたろうとする努力自体がストレスになりかねない。とりあえずいま、ぼうっとしつづけるための言い訳が見つかればよかったのかもしれない。

開きながら変わっていくというのは、それに比べてわかりやすい。だれかと出会う、どこかに出かける、新しい学校や職場に入っていく、異国に住む、これまでしたことのない体験にチャレンジしてみる。そんなとき、人は開かれている。異質なものが自分の中に入り込み、同時に自分の中からなにかが出ていき、つながりが生まれ、心身を構成する要素が入れ替わり、構成を変えていく。

わたしは一九八六年に医学部を卒業し、精神科医になったのだが、一九八九年の秋から三年間、米国に留学していた。「医療人類学」という学問を学びたかったが、日本ではあまり発達していない分野だったためだ。幸い、いろんな縁のおかげで、ハーバード・メディカル・スクールの社会医学教室の客員研究員になることができた。その後、倫理的な問題に関心が強くなり、ハーバード・ロー・スクールの人権講座に移って研究をつづけた。

その期間はわたしにとって、人生の大きな変曲点であり、「変態《メタモルフォーシス》」だった。ありきたりのたとえだが、乾いたスポンジのようになんでも吸収できた。若さをバネにして自分を開き、なんにでも興味をもち、どこにでも顔を出し、いろんなものを読みあさり、おもしろい人に（もちろんおもしろくない人にも）たくさん会った。最初は英語がわからなくて自己尊重感《セルフエスティーム》が地底を這《は》いつづけていたし、しばらくすると先行きが不安になることもしょっちゅうあった。

ただあまり意識はしなかったが、医師免許をもっているということと、臨床研修を終えて最低限の臨床の力はあるということは、わたしに大きな安心感を与えてくれていた気がする。「医師免一枚、さらしにまいて〜」とときどき歌ったものだ。選《え》り好みをしなければ、日本のどこかに自分を雇ってくれる病院は見つかるだろう。米国に残るしかないとか、研究者になるしかないと思っていたら、不安に押しつぶされて研究もなにも手につかなかったかもしれない。

よく不思議がられるのだが、わたしは研究者になりたいと思ったことはなかった。医学生だったころから漠然と感じていた違和感と、医師になってから医療現場で出会ったさまざまな疑問を自分なりに整理したいと思っただけだった。そうしないと次に進めない気がしていた。そんなときに出会ったのが、医学や医療のいとなみを外部から観察する視点をもつ「医療人類学」だったのだ。

結局米国では、異文化に住む人たちのメンタルヘルスの調査研究や、がんの告知をめぐる医師の倫理観や行動についての日米比較研究をおこなった。帰国後は医学部での教員を経て、二〇〇一年からは現在の職場に移り、社会科学系の大学院生を教えている。あまのじゃくな性格のせいか、籍を移してからのほうが精神医学的な研究関心が強まり、臨床もほそぼそとつづけ、おもにDVや性暴力の被害者を診てきた。それにともない、研究内容もトラウマやジェンダー、セクシュアリティといったあたりにシフトしてきている。

そして、この秋（二〇〇七年）から一年、フルブライト奨学金による研究員として、米国滞在の機会を得ることになった。家族等の事情でニューヨーク郊外に住みながら、所属先はハーバード大学の関連病院である、暴力被害者のトラウマ治療で名高いケンブリッジ・ヘルス・アライアンスになった。

一五年ぶりの米国滞在は、わたしになにを与えてくれるのだろう。なにがわたしのアンテナにひっかかってくるのだろう。米国の医療やアカデミズムの現場を久しぶりに再訪してなにが見えてくるのか、なにを感じるのか、自分でも興味深い。

米国留学は、わたしにいろんなものをクロスすることの喜びを与えてくれた。自然科学と社会科学、理系と文系、日本と米国、心と身体、理性と感情、思考と直感、女と男、病理と創造性……。さまざまな境界線をクロスし、異なる感性が合流と離散をくりかえす。

時が経つといろんなことが変化する。けれども同時に変わらず残りつづけるものもある。その二つは矛盾するわけではない。わたし自身の受けとめ方のほうが変化していることもあるだろう。何年も経ってようやく気づくこともあるだろう。その場所に戻ってみて初めてよみがえる、ささやかな記憶の群れ。それらへの新たな意味づけ。

開くことと閉じることも、じつはかならずしも矛盾しない。クロスする姿勢は、閉じられながら開かれている。たとえば、足を組む。片方の手で反対側の身体にふれる。防御しながら、挑発する。

移動するときと、ひとところにとどまるとき。人に会うときと、一人でこもるとき。クロスとは、ねじることであり、交差してふれあうことであり、橋を渡すことであり、越えることでもある。

この一年間の米国滞在で、心のアンテナにひっかかってくるささやかな「ねじれ」や「ふれあい」、「橋渡し」や「超越」から、医療とその外に広がる社会や文化を素描《スケッチ》し、考察をめぐらせてみたい。米国の中のさまざまな溝もクロスしてみたい。人種や民族、ジェンダー、階層、専門領域。学術的には学ぶべきことがたくさんあり、すばらしい論文や書物が蓄積されているのに、社会はなぜこれほど暴力的で、矛盾に満ちているのか、といったことも……。

競争と幸せ

ボストンでハーバード大学医学部やブリガム・アンド・ウィメンズ病院など関連病院の集まっているあたりを、ロングウッド・メディカル・エリアという。その付近を歩くたびに、「うーん。ここは世界からすぐれた頭脳が集まり、競い合っている場所なんだなあ」と思う。すれちがう人がみんな超天才に見える。白亜の大理石の建物が囲む医学部の大きな中庭の正面に立つと、自分が一ミリくらいの、とても小さな存在になったような気がする。以前お世話になった教授に会いに行こうと思っても、勇気を振りしぼらないと、建物の中に入っていけないような、そんな威圧感がある。実際にはセキュリティがきびしいので、必要なのは勇気ではなく、写真つきの身分証明書なのだが。

駆り立てられる雰囲気。「のほほんとしていたら、生き残れませんよ」といわれているようで、焦燥感に突き動かされそうに、自分までなってくる。

たしかに、それぞれの建物の中では熾烈《しれつ》な競争がおこなわれている。現在教授になっているのは、競争に勝ち残ったごく少数の人たちだ。噂によれば、競争のために、隣の研究室の培養物を盗んだり、同僚の研究データを壊したりするなどの出来事はしょっちゅうあるらしく、なかにはポスドク（ポスト・ドクター、博士研究員）などのポジションを得るために、教授などボスに向かって身体をはる人もいるという。けれどもボスになったらなったで、研究助成金の獲得にあくせくと走り回り、論文を一本でも多く書くなどの努力が際限なくつづく。つねに業績が評価され、それがテニュア（終身雇用権）の確保やサラリーに大きく響くのだから無理もない。

熾烈な競争。そこで勝ち残る。アメリカン・ドリーム。チャンスは平等。もちろん、そうやって駆り立てられ、がんばる人がいるおかげで、医学が発展し、これまで治らなかった病気が治るようになるのだから、それはそれでいいことなのだろう。恩恵を受けていることに感謝すべきなのかもしれない。

でも、世界のトップの頭脳がこれだけ集まっても、することって競争しかないのかなあ、と少しすねて考えてみたりもする。

米国にいると、やはり研究の層が厚いなあ、とつくづく思う。研究者の数も日本とは桁違いだし、学ぶべき学術知識もまだまだ多い。ただ、これだけすばらしい研究成果が山積みされているのに、それが社会にほとんど活かされていないという印象も受ける。

たとえば肥満。米国に来るたびに人びとが太りつづけていることに気づく。顔は細長い人も多いので、視線を少し下げないとわからないのだが、お腹まわりを見て、唖《あ》然《ぜん》とする。健康にいいからとグリーンティーが流行《はや》っているが、それには砂糖が加えられている。ノン・ファットのミルクを選びながら、食べものはハンバーガーやピザなど胃にもたれるものばかりだし量も多い。サラダもドレッシングを食べているようなところがある。わたしの子どもたちの通う学校のカフェテリアに売っているランチも、栄養バランスがひどく悪い。

医療もそうだ。「豊富な医学研究資金が魅力だ」という在米歴の長いある日本人医師は、「米国政府は医療に威信をかけていますからね」という。でも医学的知識は高水準だとしても、それを国民に配分するシステムはできていない。いまもっている健康保険を失わないために、いやでたまらない職場を辞めずにいるという人に何人か会った。職を失い、病気になったら、もう終わりである。

こんなに賢い人がたくさん集まっているのに、どうして、世の中はよくならないのだろう。もっと幸せな社会にならないのだろう。そもそも、ここにいる人たちだって、あまり幸せそうに見えないぞ。まあ、別に幸せになりたくないなら、それでもいいんだけど。でもほんとうは幸せになりたいのにそうじゃないとしたら、いったい頭脳の高さはなんの役に立つのだろう。そんなことをつらつら考えてみる。

知性と幸せは結びつかない、ということか。それとも、人びとの幸せになりたいという気持ちを実現させるような仕組みに社会がなっていないということか。それとも人間の多くは、じつは心の底から幸せになりたいとは思っていないということか。

退屈に耐えられないという人はいるだろう。「ほかのやつとはちがうんだ」ということを見せつけたい人もいるだろう。競争となると突然燃え出すタイプの人もいるだろう。差異化の欲望。勝つことの快感。自分だけが選ばれたり、高く評価されたりすることの喜び。負けることにたいする屈辱感や恥の意識。ほんとうはいやだけど、将来自分がしたいことをするためには、まず競争に勝つしかないと割り切る人も多いかもしれない。でも結局、競争が延々とつづくとしたらどうなのだろう。

ほんとうに実力がある人は、競争に勝とうと思ってやっているのではなくて、やりたいことを自分のスピードに合わせてやっていたら、いつの間にか勝っているのかもしれない。そしてその人たちが期せずしてマラソンのラビットの役割を果たしてしまう。バイタリティにあふれ、最後まで脱落しないラビット。中にはラビットに刺激を受けて、実力以上の記録をあげる選手も出てくるだろう。でも凡人はへとへとになり、無理をして身体を壊すか、挫折感に一生さいなまれることになりそうだ。

たしかにボストンにいると、「上には上がいるものだ」とあっさり認めたくなる、高機能で高エネルギーの人に会うことはときどきある。先日気まぐれに行ってみた会では、MIT（マサチューセッツ工科大学）で活躍しているある日本人教授が、クリエイティブで画像も豊富な、「才気《さいき》煥発《かんぱつ》」という言葉がぴったりの発表をしていた。でも質疑応答では「研究はきびしくて苦しくてたまらない」とか、質問をした若者に「考えが甘い」とか、「研究の原動力は飢餓感だ」とか、根性論っぽい話をしはじめるので、なんだかそのギャップにおどろかされてもしまった。ただ「あまりに苦しくて、それが喜びになるときが研究にはある」と語る表情は生き生きしていたし、「われわれがみんな死んだあとの、西暦二二〇〇年に生きる人間に役立つような研究を心がけている」という言葉には素直に感動してしまった。

感化されやすいわたしは、「そうか、そこまで未来志向になればいいわけね。いまの社会の個々の不幸なんかに拘泥せず、ずっと先の世代に希望をつなげばいいのかもしれない」と、自分のスケールの小ささと悲観主義を反省したのだった。

おそらく彼にとっての「飢餓感」とは、競争によって駆り立てられるものではなくて、自分の中にある好奇心とか創造性といった駆動力が無理やりせき止められたときに感じる種類のものなのだろう。

ニンジンを目の前にぶら下げられた馬のようには生きていたくないと思うけれども、走りたいという本能をもった自分の脳という馬をうまく乗りこなし、疾走していくのは爽快《そうかい》な気分にちがいないし、見ていても気持ちいい。ただ、まわりの凡人をあんまり巻き込まないでほしいよね、と思ったりもするが。

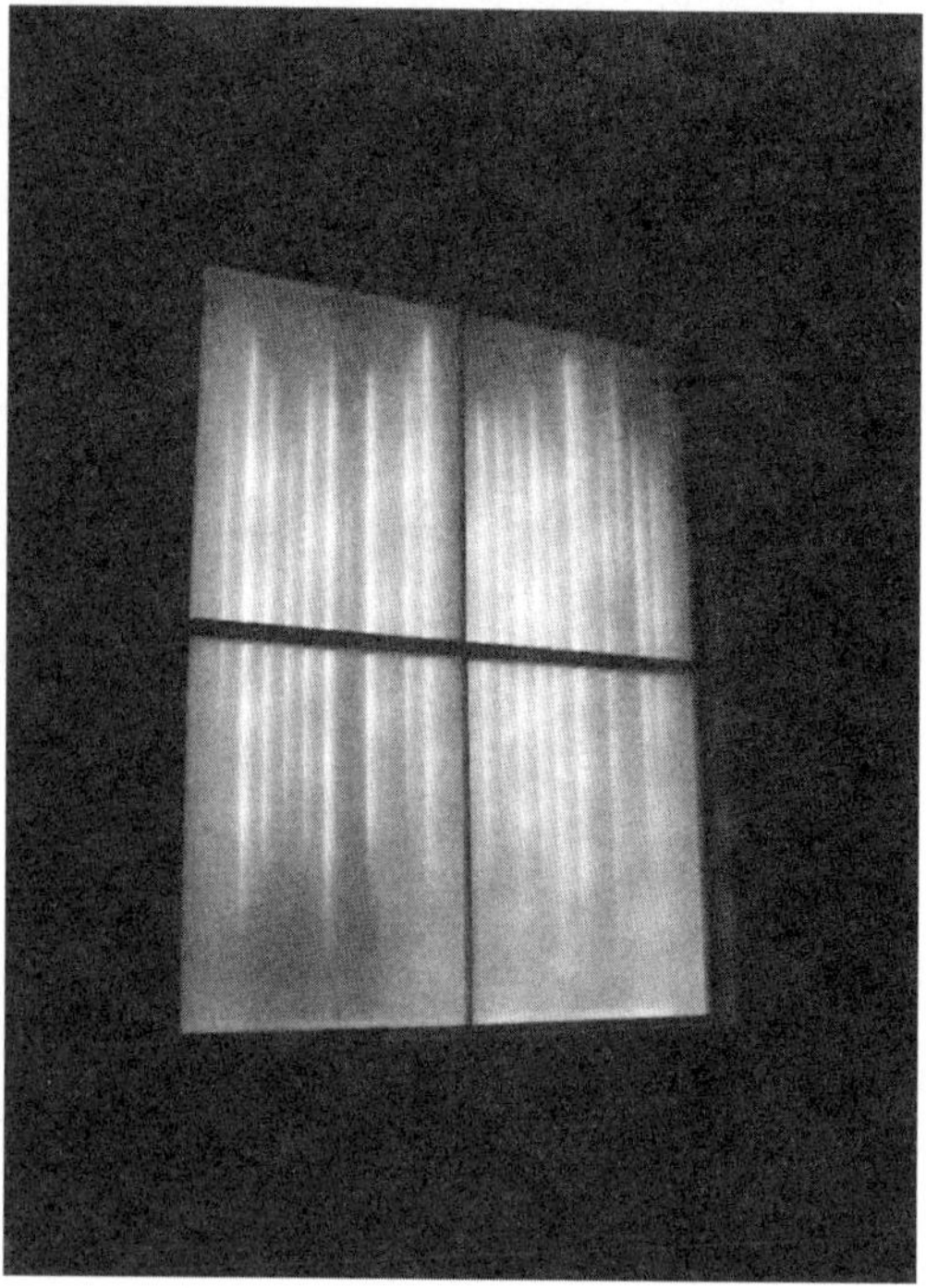

前回の原稿を書いたあと、「そんなことをいったって、あなただって大学教授でしょ。勝ち組じゃないの！」と読者から思われるかもしれないなあと思った。「勝とうと思って勝ったわけではないほんとうに実力のある人、ってさりげなく自分のことをいおうとしてるんじゃないの？　いやみなやつ！」と反応されるかもしれないなあとも思った。

たしかに講演などで自分のプロフィールが紹介されているのを聞くと、「この人、なんかエラソー！」と思ってしまう。教授のうえに医者で、ハーバード大学に留学歴があって博士号ももっていて、本もいくつか出していて、いまはフルブライト研究員で米国にいて、しかもオンナで……うん、たしかにいやみなやつである。

でもどう考えても自分は凡人の域だぞ、とも思う。こうやって原稿を書くのだって、さらさらっと書き流しているように思われるかもしれないが、実際には苦労して頭をこねくり回し、締め切り前はひいひいいっている。

だとするとわたしの「幸運」は、ただひたすら主流から離れ、マイナーな分野を選び、マージナルな方向へマージナルな方向へと研究を進めていったことからきているのかもしれない。

聞きかじりだが、「ブルーオーシャン」と「レッドシー」というたとえがビジネス戦略にあるらしい。ハーバード・ビジネス・スクールの教授が本を書いているようだ。「ブルーオーシャン」は広く開けた青い海、新しく開拓されたマーケットで、競争相手のいない一人勝ちの世界なのだという。一方、「レッドシー」は血まみれの海、競争の激しい既存のマーケットを意味するのだそうだ。「レッドシー」で闘うよりも、新しい独自のマーケット「ブルーオーシャン」を創造していくことがビジネスでは大事ですよ、ということをいっているらしい。

なんだか当たり前の話のような気がする。だれもレッドシーにいたくているわけじゃないだろうとわたしは思う。いまがいちばん流行りだということは、これからぜったい下り坂にしかならないのだから、とくにビジネスに関しては見込みなんてゼロだろうと思う。でもそうでもないのかもしれない。「人が群がっているところに、おいしいものがあるにちがいない」と思う人もいるだろう。ほかの人がみなほしがっているものを、自分もほしい気になってしまうという人は少なくない。ブームになる時代的な要因はきっとあるわけだし、ブーム自体に惹《ひ》かれる人もけっこういる。

わたしは人口密度の高いところが苦手で、人が群がっているだけで息苦しくなり、逃げ出したくなる。みんながもっているものより、自分だけのお気に入りを見つけるほうがうれしい。学術や研究の領域においても同じだ。ほかの人のしていることはしたくないと思う。ほかの人が同じことをしようとしているなら自分はしなくてもいいや、その人が代わりにやってくれるんだから、そのぶん自分はほかのことに力を注げるぞ、とも思う。

けれどもどこかでわかってもいるのだ。いったん競争の場に置かれると、負けたくないと思って自分がしゃかりきになってしまうことが。ときにはずるをしてでも勝とうとするかもしれないことが。そんなふうに自分のいやな部分、自分の見たくない部分を引き出されてしまうのが怖いのだ。外的な要素によって自分が駆り立てられ、操作され、したくないことまでしてしまうはめになることを避けたいのだ。

それに競争に負けると傷つく。でも勝った場合も、その喜びは刹那《せつな》的で長くつづかない。となると喜びを感じるには勝ちつづけなければならない。それは不可能である。だから競争せずに済むように、ほかの人がしないこと、関心をもたない領域にわたしの目は向いてきたのだと思う。


おそらく多くの人がほんとうはブルーオーシャンを好む。問題はどこにブルーオーシャンがあるかは、あらかじめわからないことだ。広い海なんて最初はどこにも見えない。探しても簡単に見つかるものではないし、簡単に見つかるならそこは瞬く間にレッドシーに成り下がってしまう。むしろ藪《やぶ》の中をさまよい歩いたり、狭い水路をたどったりしているうちに、「気がついたら目の前に広い海が開けていました」ということなのだろう。

まあ、本人にとってはブルーオーシャンでも、ほかの人にとってはただのだだっ広い海ということもある。その海がどれほど青かろうが、どれほど視界が開けていようが、だれもその場所に投資的価値を見いださず、観光地になりそうもない寒村の海。

わたしの場合はどちらかというとそれに近い気がする。こんな興味深い研究テーマに、なぜほかの人は関心をもたないんだろう、と不思議でたまらなくもあるが、寒村には寒村となる理由もあるのかもしれない。海はきれいでも、鮫がいたり、寒流で水が冷たかったり、産業廃棄物処理施設が近くにあったりするように。

ところで、ブルーオーシャンを見つけるコツがまったくないわけではない。ここでこっそりと（になってないか……）わたしなりのコツを伝授してみよう（ただし、寒村の海に行ってしまって、帰ってこられなくなっても知りません）。

一つめは、異なる文化に住み、日本にないけど便利なものとか役に立つものを見つけるという方法である。時間差を商売にするというか、タイムカプセルに乗って日本の近未来を見てくるようなものである。わたしの場合も、一八年前の米国留学がそのあと日本で起きることを予測し、研究を進めるのに役立った。ちなみに「進んでいる」というのは時間的な意味であって、かならずしもよい方向に進んでいる、進歩しているという意味ではない。

二つめは、ランダムな組み合わせである。ときどきコンピュータが思いがけない漢字変換をして不思議な意味をもたらすように、二つのテーマやキーワードをランダムに組み合わせてみるのだ。そしてその二つのクロスする現象や意味をいろいろ考えてみる。いままで考えられなかった組み合わせほど、おもしろいものを生み出す可能性がある。

三つめは、とにかくレッドシーから離れることである。不安だろうとは思う。いつまでも新たな海にはたどり着かなくて、干上がる可能性だってあるのだから。自分なりにしたい仕事ができ、それがすばらしいものだったとしても、だれにも気づかれない可能性もある。死んでから評価される、というのはまだ運がいいほうで、時の流れに忘れ去られ、記録も消されてしまうほうが確率は高い。でもしょせん人間はみんな、生きてきた形跡なんていずれ消え去ってしまうものだ。

だれも関心をもたないけれど、自分にとっては不思議でたまらないという疑問を抱えているなら、ぜひそれを大切にしたほうがいいと思う。えらい先生に質問して「なにつまらない質問をしているんだ」という顔をされたときも、チャンスかもしれない。ただほんとうにつまらない質問である可能性もある。どっちになるかは、時の流れだけが教えてくれる。

こういう小話がある。

ある大会社の重役が忙しい仕事の合間を見つけて、南の島のリゾートに出かけ、砂浜でくつろいでいる。そこに現地の暇そうな男がやってくる。重役に向かって、いつもはどこでなにをしているのかを聞く。重役が答えると、どうしてそんなことをするのかと聞く。重役は、「そうやってお金を稼いだら、こんなふうにリゾートに来て、きれいなビーチでゆっくりくつろげるじゃないか」という。すると現地の男が「そんなことおれはずっと昔からやっているよ」と笑って去っていく。

リゾートになっていないブルーオーシャンは、世界のいたるところにまだまだある。そういう場所を個々人が見つけて、それぞれの場所を楽しみながら生きていけたらいいのになあとわたしは思う。でも重役はずっとビーチでくつろぐ生活を求めているわけではないのだろう。血みどろになって闘って、そこで勝つ自分の姿にもほれ込んでいるのだ。遠くの海を訪れ、解放感に浸りながら、そういう自分を振り返る瞬間がきっと楽しいのだ。

わたし自身は、海の美しさを寒村で静かに味わえていたらいいかな、と思う。でも、ちょっと寂しくなるときもあるので、ときどき訪れ人があるとうれしいかもしれない。

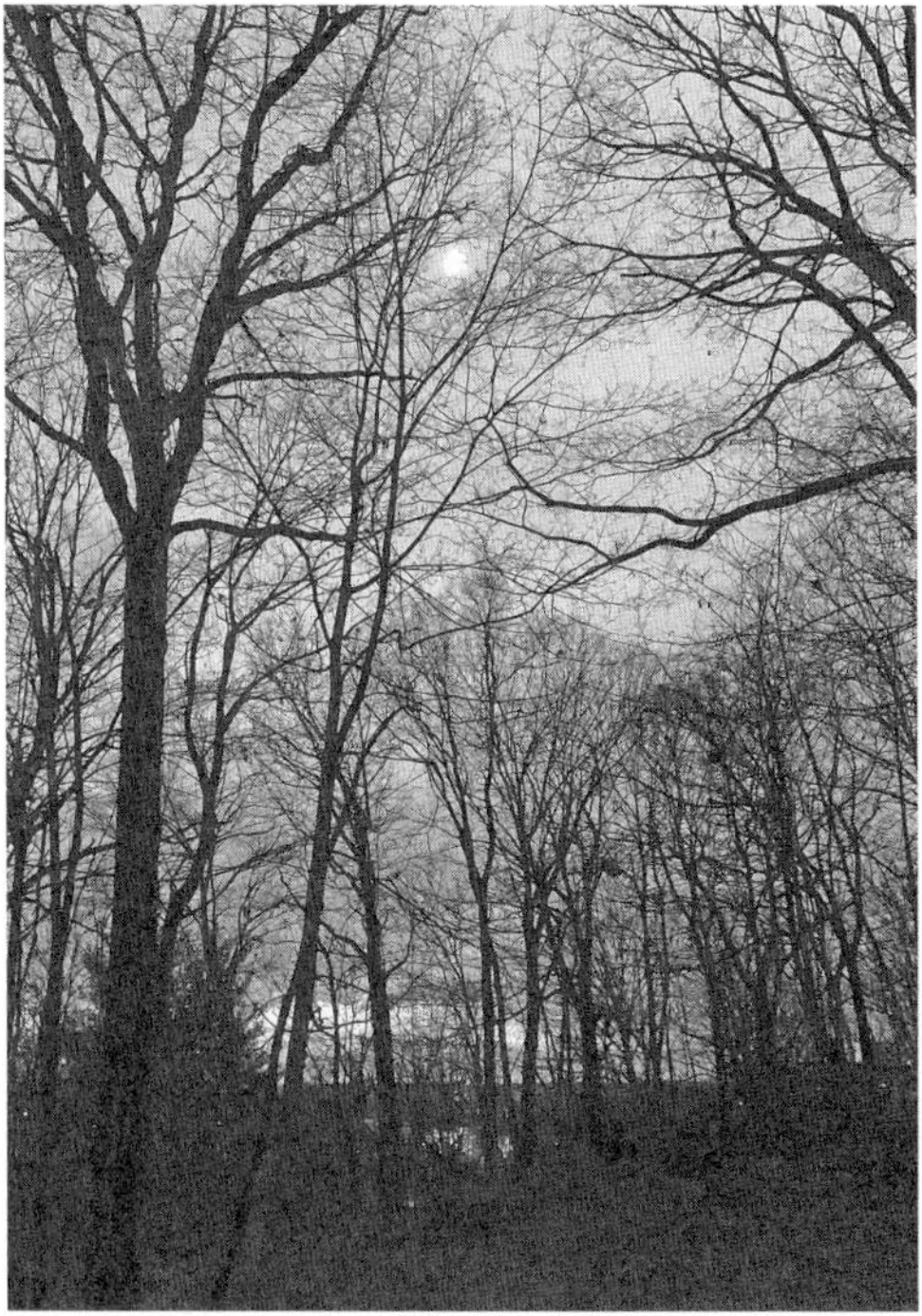

冬の受難と楽しみ

冬である。寒い。とにかく寒い。ボストンもニューヨークも凍えている。先日など、零下一一～一四度という記録的寒波だった。小さいころ、すぐにしもやけができ、痛みとかゆさに悩まされてきたわたしは、寒いのが苦手である。冬が苦手である。在外研究先にカリフォルニアやニューメキシコやフロリダを選ばなかった自分を心底恨みたくなる。寒いだけではない。日が暮れるのが早い。夕方四時ごろから暗くなりはじめ、五時には真っ暗。それからの夜が長い。朝は七時でもまだ薄暗い。

雪も難物である。もちろん暖かい家の中からなら、雪で真っ白に覆われた幻想的な風景を見るのはうれしい。とくに、色づいていた葉をすべて落とし、林がはげ山のようになって、郊外の家々が丸ごとさらけ出される晩秋には、初雪が待ち遠しかった。

けれども雪の日に外出したり移動したりするとなると、命の危険さえ感じることがある。

一二月の大吹雪のときには、ニューヨークからボストンにバスで行くのに、通常は四時間二〇分のところが一二時間近くかかってしまった。午後から吹雪という天気予報はあったのだけれど、朝早く出たらなんとかなると思っていたら、途中から雪がこれでもかこれでもかと降りはじめ、除雪が間に合わず、ハイウエイはのろのろ運転。路肩には（どころか、ときには道の真ん中にも）身動きのとれなくなった車が何台もとまっている。携帯電話を握りしめている人が中に見えるのだが、いったいどうなるのだろうと人ごとながら心配になる。

だれも乗っていない車もある。さっさとあきらめて車を捨て、最寄りの街までほかの車にでも乗せてもらったのだろうか。車を取りに戻るのはたいへんだが、無理に運転して事故を起こしたり、ガソリンがなくなって車の中で凍死してしまったりするよりはいいかもしれない。これだけたくさんの車が立ち往生しているのだから、臨時バスでも走らせて、中の人たちをピックアップして、次の日にまた連れてきて車をもっていかせるようにするといいのかもしれない。バスの中での時間があまりに長いので、窓の外を眺めながら、そんなサービス・システムを考えてみたりする。

かわいそうなのはバスの運転手である。交代はいない。吹雪の中、乗客の命を預かりながらの運転は神経を使うだろう。それを一二時間。疲れ果て、途中で「もういやだ！」と投げ出したくなってもおかしくない。でも運転手は落ち着いた人だった。乗客もみんな静かだった。こういう状況でもみんなが落ち着いているというのはありがたい。見えない信頼感が生まれ、つかの間の運命共同体ができあがる。夜遅くボストンに着いたときには、歓声とともに拍手が自然にわき起こり、各乗客は運転手と固い握手をしながら、バスを降りていった。

雪の次は、氷。寒波がつづくと雪はそのまま氷になる。凍りついた道はつるつるすべる。歩くときは転ばないよう身体の変なところに力が入る。車を運転するときはスリップしないよう、してもパニックにならないよう自分にいい聞かせるが、顔はこわばったままだ。だから氷になる前の除雪作業が大事なのだが、これがまた重労働。東北に住むカウンセラーの友人が、「ここでは家族の葛藤や力動は、すべて雪かきの分担にあらわれるのよ」といっていたが、その意味が実感とともに理解できる。寒波のあとに小春日和が何日かつづき、積もっていた雪が溶けると、太陽に心から感謝を捧げたくなる。

なぜ、ヨーロッパからの移民はこんな寒いところに植民したのだろうと思ったりする。暖房設備の整っていない時代である。薪や暖炉はあったかもしれないけど、水は冷たく、家はすきま風だらけだっただろう。故郷も似たような気候だったから、気にならなかったのだろうか。それとも南に行けばもっと暖かい気候だということを知らなかったのだろうか。知っていたけれども、慣れた気候のほうがたとえ凍えようとも安心できたのだろうか。たぶん歴史の本をひもとけば納得のいく理由がいくつも書かれているのだろうが、とりあえずはそのころの苦労に思いをはせる。長い冬を越えること。越冬。その言葉の重みをずっしり受け取る。

どんなにいやでも、まだまだ冬はつづく。それならいやがるより楽しんだほうがいい、そう発想を変えてみることにする。

まずは風景。たまたま『春夏秋冬そして春』という映画をＤＶＤで見た（キム・ギドク監督、二〇〇三年)。韓国の山奥の湖に浮かぶ寺の、四季折々の自然を舞台にした少年の成長物語だが、とにかく映像が鮮やかで美しい。ただ、春夏秋の山の自然は日本でもすでに歴史を通して愛《め》でられ、描き尽くされてきたので、なんとなく既視感がある。けれども冬の景色は、はっとするほど新鮮だ。凍りついた湖の静けさや、その表面に描かれる氷紋、吐く息のきらきらする感じや、透きとおった空、極端に色合いの限られた峡谷……。

ボストンはもっと都会だが、それでも似たような美に出会うことがある。すっきりと並ぶ裸の街路樹。凛《りん》とした石像。インク画のような雪の公園。チャールズ川の凍った白い渦巻き模様の表面と、その下の豊かな水の流れ……。冬には冬の美しさがある。それはきびしさをふくんだ美しさである。腐敗や混濁、汚染を拒否する美しさである。そして、見えないところで生命の息吹を保ち育てている美しさでもある。

次にスポーツ。冬といえば、なんといってもアメリカン・フットボールである。休みの日の午後はテレビでアメフト観戦というのが、米国のお父さんたちの正しい過ごし方である。わたしはアメフトのルールをまったく知らないので、単純に選手の動きを見る。これは球技ではない。ボールは使うが、必然ではない。むしろ格闘技に近いかもしれない。そんなことを思う。そしてたどりついた偉大な（？）結論。アメフトとは鬼ごっこである!!!

大の男たちが鬼ごっこに夢中になっているのだ。鬼ごっこのためにチームを編成して、あんなにいかついプロテクターを着けて、監督やコーチが作戦を練って指図して（じつはアメフトは軍隊のように厳密な作戦が立てられ、個人の自由があまりきかないらしい）、大きなスタジアムが用意されて、おそろしい寒さにもかかわらず、サポーターや観客がたくさんやって来て応援する。

それにアメフトは肉弾戦である。人間の身体の強靭《きようじん》さや敏捷《びんしよう》さ、そして脆弱性を観察するには絶好の機会である。でもこれも「押しくらまんじゅうだ!!!」といってしまえなくもない。押しくらまんじゅうも、冬ならではの遊びである。夏の炎天下、いかつい男たちが汗べとべとになってやっていたら、見ていられないかもしれない。

壮大な鬼ごっこと押しくらまんじゅう。それに多くの人が夢中になる。小さいころ、遊び足りなかったのか？　あまりに楽しかったから、やめられないのか？　いや、否定的にいっているのではない。自分の中の子どもの部分をいつまでも活性化させておくのは、とても大切なことである。子どものときの遊びほど、創造的なものはないかもしれない。

ホイジンガやカイヨワといった哲学者が書いているが、遊びは人間の活動のとても重要な要素を占めている。医学にしろなんにしろ、研究にも遊びの延長のようなところがある。楽しくなければつづかない。若々しいともガキっぽいとも表現しうるが、研究者の中には「大いなる子ども」のような人が、米国でも少なくない。そもそも「年がいもなく」することほど、ワクワクすることはない。「大の大人が……」と顰《ひん》蹙《しゅく》を買うような遊びに、冬だからこそ夢中になってみてもいいかもしれない。

宿命論と因果論

いま、ペルーにいる。南半球なので真夏だが、気温がさほど上がらず気持ちいい。強がってみても、寒いのはやはり苦手なので、厳冬のニューイングランドから抜け出せたのはうれしい。空港から外に出て湿気を帯びた風に包まれる。縮こまっていた筋肉がゆるみ、身体全体に血液が伸びやかに行きわたる瞬間の感覚は最高だ。

分厚いコートを脱ぎ、重ね着していたセーターやシャツも脱ぎ、半袖のTシャツになって、迎えの車に乗り込む。運転手はタニグチさん。年は三〇代前半だろうか。名前は日系だがスペイン語しか話さず、顔もメスティーソ（混血）の顔立ちである。でもいつも静かに微笑《ほほえ》んでいて、どこか仏様のようなおもむきがある。空港の迎えの人の波の中から彼の顔を見つけると、ほっとする。

宿は前にも泊まったホテル・セニョリアール。中庭を囲んだ小さめのヨーロッパ風のホテルで、三つ星だからぜいたくではないが、とても落ち着く。最初の滞在では米国系列の大きなホテルに泊まっていたが、近くのディスコがうるさかったこともあり、別のホテルを現地の人に探してもらったら行き当たった。中庭には芝生のまわりに火炎樹などが植わっていて、いつも鳥の鳴く声が響いている。庭の右片隅の木の根元には壺が置かれていて、なんだか沖縄の御嶽《うたき》のような雰囲気まである。

ペルーにはＪＩＣＡ（国際協力機構）のプロジェクトの専門家アドバイザーとして派遣された。二週間弱の滞在である。今回が三回目の派遣で、最初の二回は二年半前だった。そのときは日本からの出張だったので、季節が逆になるだけでなく、朝夕も逆になり、時差ぼけに苦しめられた。けれども今回はニューヨークからなので時差もなく、比較しようがないほど身体が楽である。鉛のような眠気と身体のだるさに襲われながらの午後の会議ほど、旅から排除したいものはない。

プロジェクトは、「ペルー国人権侵害および暴力被害住民への包括的ヘルスケア強化プロジェクト」という三年間のもので、細かいことは省くが、おもな目的は、暴力によってトラウマを受けた被害者へのケアをできる保健専門家の人材養成だった。国際協力において、精神保健の分野はまだまだ新しい。災害時の緊急支援の中での心のケアには注目が集まりつつあるし、実施もされはじめているようだが、このプロジェクトはもっと長期的な効果をねらったものだった。今回はそのプロジェクトのしめくくりの時期に当たり、国際セミナーの開催や最終報告書の作成準備などがおこなわれた。

前回の派遣のときはまだプロジェクトが始まったばかりで、状況がとても混乱していた。保健省や地方自治体、大学や研究所など、いろんな機関が関与していて、それぞれの政治的思惑も絡んでいるようで、プロジェクトが滞りなく進むのか、ほんとうに効果をもたらすようなプロジェクトになるのか、とても心配な状態だった。

わたしも専門家としていくつかの提言をしたのだが、その中には原案を大きく変更するような内容もふくまれていて、その後どうなったのか、とても気になっていた。もちろん節目ごとに報告は受けているが、現地に行ってみないと実際のところはわからない。

国際セミナーで見覚えのある関係者にたくさん会い、成長を聞かせてもらっているうちに、わたしはとてもうれしくなった。着実に計画が実行されていただけでなく、そこから関係者や参加者がたくさんのことを学び、自分たちの工夫やひらめきを加えて、さらに新たな活動を計画するところまでいたっていたからだ。暴力被害者ケアを大学カリキュラムに取り入れる責任者だった医学部教授は免疫学が専門で、最初のころは暴力やトラウマのことをなにも知らなかったのだが、セミナーでは中南米諸国の暴力被害の概説を見事にこなしていた。母子保健の専門家も、暴力と母子の健康の関係の深さに目を開かれ、ＤＶ被害を受けている妊婦がどこからでも助けを求められるような支援を計画していた。

そして、わたしは自分の三年前の提言が的はずれではなかったこと、プロジェクト成功の鍵とまではいえないとしても、少なくとも一因にはなったことがわかって、胸をなでおろした。プロジェクトが国全体にもたらしうるインパクトを、上から俯瞰《ふかん》する形で考えて提言するというのは、それまで草の根的な仕事ばかりしてきたわたしにとってもチャレンジングなことだったからだ。

人はだれでも、自分の下した判断が正しかったのかどうかを知りたいと思う。専門家だからといって、その人の意見や提言がほんとうに正しいのかどうかはわからない。別の領域の専門家がまったく別の意見をいえば、そちらに従ったほうがうまくいく可能性もある。同じ領域の専門家であっても、学派や個人的関心、価値観などによって意見が大きく分かれることもある。試験のように、だれかが答えをもっていて、終わったら「正答」が提示されるわけではないのだ。

現地の関係者の声を丁寧に聞き、尊重する必要もある。とはいえ、現地の関係者の中にも、立場によって対立・矛盾するいろんな意見がある。それらのうちどれが優先されるべきかを教えてくれるマニュアルもまた、どこにもない。

結局のところ、自分の判断が正しかったのかどうかは、時間が経ってみないとわからない。そして時間が経ってもわからないことも多々ある。たいていのものごとは複雑に絡み合っている。長期的な効果をねらうプロジェクトほど関連要因はふえ、相互作用もふえる。

それにプロジェクトを動かすのは人であり、プロジェクトが動かそうとするのも人である。人は思いどおりには動かない。どんなインセンティブがあれば、人は動機づけられ、意欲をもってものごとを遂行するのか。だれにどんな情報を与えれば行動変容が起きるのか。だれとだれをつなげれば仕事が継続されていくのか。予測は困難であり、いちばん気を遣うのもこのあたりである。

当たり前のことだが、プロジェクトにかかわる人たちはそれぞれ自分の人生を抱えている。プロジェクトにかかりきりになっているわけではないし、プロジェクトのためだけに生きているわけでもない。このプロジェクトのあいだに、みんな確実に三歳年をとった。転職や結婚、出産や病気など身辺が変化した人もいる。このプロジェクトにかかわることで、みんな少しずつなにかが変わり、同時に、プロジェクトとは関係のないところで、それぞれの生の軌跡を延ばしている。

ちょうど友人から宿命論と因果論の話を聞いた。宿命論者は「あなたの未来は決まっている。もし爆弾で死ぬと決まっていれば、防御策をとっても死ぬ。死なないと決まっているなら、防御策をとらなくても死なない」という。それにたいして、因果論者は「防御策をとれば死なず、とらなければ死ぬ」という。

宿命論と因果論の対立はじつは擬似的なものだ、というふうに彼の議論はつづくのだが、難解なのでわたしに要約する力はない。ただ、宿命論と因果論はたしかにどちらも、トラウマをあつかう場面や、広く医療現場全般において、よく使われていることに気づく。事故や重病に見舞われることに理由はあり、同時に理由はない。回復するかどうかは努力次第であり、また運次第でもある。過去を受け入れ、同時に未来への希望を紡ぎつづけるには、おそらくほどほどの無力感＝宿命論と、ほどほどの万能感＝因果論を抱え込むことが必要なのだ。両方を共存させ、納得しやすいほう、生きていくのが楽になるほうを、そのときどきで都合よく使いわけることが重要なのだ。

人はだれでも、正しかったかどうかだけでなく、自分がそこにいる意味があったのかどうか、自分がかかわることでなにか違いがつくり出せたのかを確認したいと思う。けれどもそれもまたはっきりした答えはなく、自分なりに納得するしかないのだろう。

プロジェクトの打ち上げの席で、タニグチさんが「この仕事をするようになっていちばん学んだのが、時間を守ることでした。八時といわれたら八時ぴったりに行かなきゃいけないんだ、ペルー時間じゃだめなんだということをくりかえし教えられました。もうぼくはすっかりそれに慣れてしまって、家族が時間を守らないととてもイライラします」とあいさつをして、みんなを笑わせた。なんだか象徴的な話だなあと思った。

このプロジェクトは、ある根本的なレベルでタニグチさんという人間を変えてしまった。彼の身体には分刻みの時間感覚が刻み込まれた。それは彼が今後収入のいい仕事を得るには、とても役に立つにちがいない。けれども彼はもう昔の彼に戻ることはできない。ゆったりと待つ時間を楽しむことはできない。わたしたちは彼を変えてしまった。そこにははっきりと因果関係がある。でもわたしたちと出会わなくても、別の仕事にかかわることで、いずれタニグチさんは同じように変わったのかもしれない。それが現代を生きる彼の歴史的宿命なのかもしれない。わたしたちはタニグチさんを幸せにしたのか、不幸にしたのか。その答えはだれにもわからない。

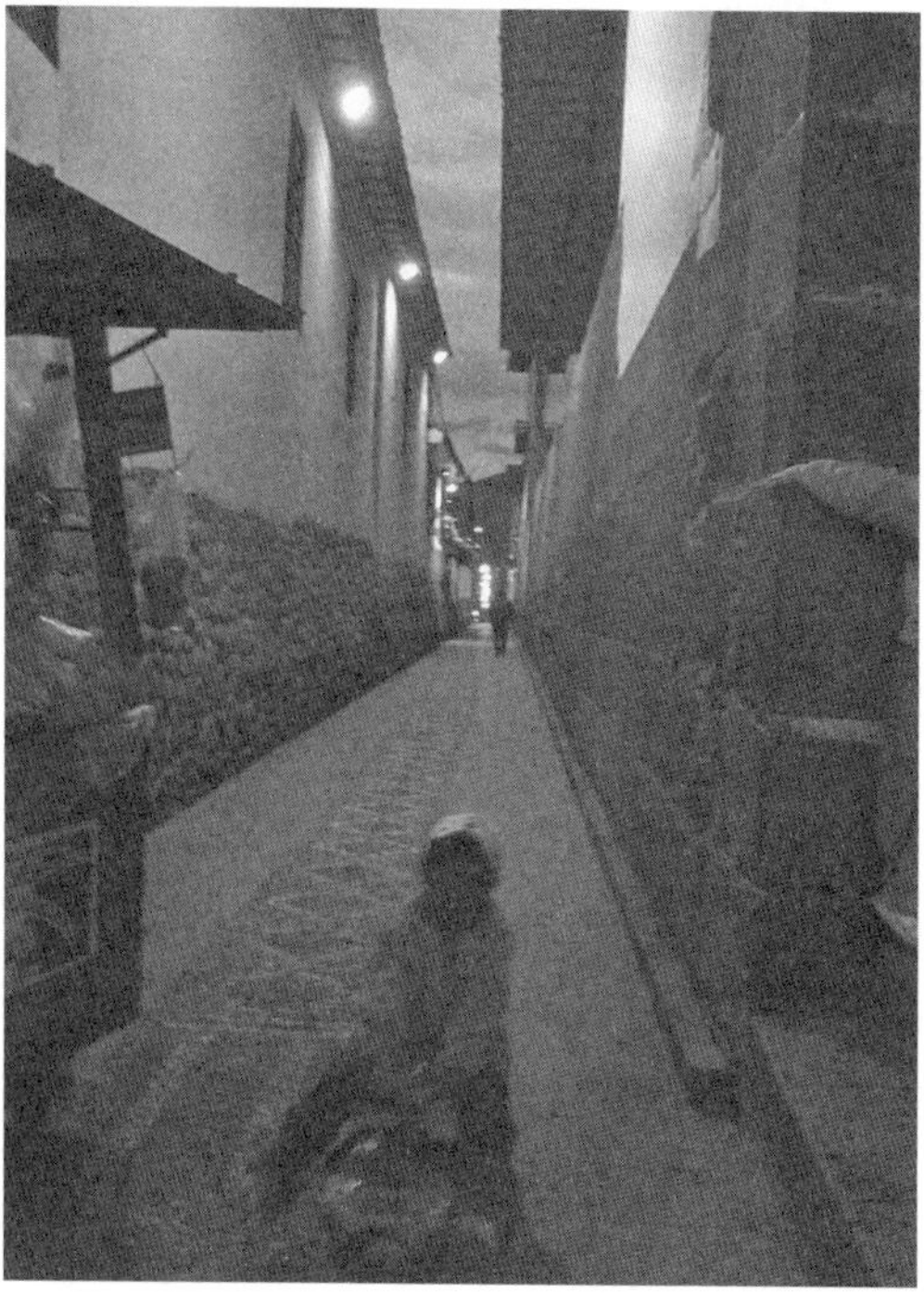

ホスピタリティと感情労働

入ったときから、なにかがちがう感じがした。どことなく、あったかい。南国の島に着いたときの感じ。最近乗った国際線の機内でのことである。

米国の航空会社のサービスの低下は二〇〇〇年代に入ってからいちじるしい。チェックイン時の対応しかり、スナックや食事の内容しかり、そして客室乗務員の態度しかりである。出発時刻がしょっちゅう遅れるのは、サービス低下というより、テロ対策としてのセキュリティ強化の余波なのだろう。けれど、そうやって延々と待たされ、いらだたされたあげく、飛び立った機内で投げるようにピーナッツの袋が渡されると、心底わびしくなってくる。

ところがその日の機内では、アジア系米国人の気のよさそうなおじさんたちが何人か客室乗務員として勤務していて、にこやかに乗客を席に案内していたのだった。赤ん坊を連れた女性をさりげなくサポートし、赤ん坊にもおかしな顔をつくってあやすなど、きっと家ではいいお父さんやおじさんなんだろうなと自然に思わせてくれる感じだった。わたしがうつらうつらしながら読書灯を消そうとして、まちがえて乗務員呼び出しのボタンを押してしまったときには、ぬくっと姿をあらわしたあと、まちがいに気づいたわたしにいやな顔一つせず、おどけたジェスチャーをして笑顔で戻っていった。また、乗務員どうしでも笑顔を交わし、和気あいあいと協力し合い、仕事を楽しんでこなしている感じもよかった。

いつもならその路線では、白人の中年女性の客室乗務員が、通路をふさぐような体型で機嫌悪そうに機内食を配るのが常だ。最小限の声かけと単語だけで「プリーズ」もなにもない。サービスしたくてしてるんじゃないわよ、という態度がありありだ。いっておくが、わたしもれっきとした「中年女性」であり、若いきれいな客室乗務員に世話をしてもらいたいわけではまったくない。かっこいい若い男性からの給仕を求めているわけでもない（それも悪くないかもしれないけど）。白人かどうかはどうでもいいし、太っていても服のサイズがきちんと合っていて機敏に動けるのなら、なにもいうことはない。

ちなみに一昔前は、客室乗務員といえばスチュワーデス、スチュワーデスといえば、「若くてきれいな女性」であることが暗黙の了解だった。飛行機という乗りものがまだ特別で、非日常の空間で、客はお金持ちやエリートの男性が中心だったせいもあるかもしれない。やがて空の旅がツアー客など一般大衆のものになるにつれて、客室乗務員に期待される役割やステータスも変わっていった。

そして女性の働きつづける権利の主張と法的保護によって、徐々に乗務員の年齢が上がっていった。美しいかどうかによって雇用を決めることも（少なくとも米国では）差別に当たるとして、法に反することになっていった。体型についても、仕事に支障のない限り、いちじるしく太っていても解雇は違法だとした米国の判決を読んだ記憶がある。

男性の客室乗務員がふえている理由ははっきり知らないが、たぶん、航空会社が軒並み経営難に陥り、人員整理が進む中で、働きつづけようとする男女のあいだでの仕事争いが熾烈になったせいではないかと思う。男性の職場に女性が進出したぶん、これまで女性の職種とされてきた領域（その中には仕事の内容の割に賃金が低く抑えられているものも多い）にも男性（とくにマイノリティの男性）が入り込んできたのだ。

つまるところ、最近飛行機の搭乗で得がたくなっていて、でもわたしが望んでいて、今回めずらしく得られたと感じたのは、ホスピタリティ＝歓待の雰囲気だったといえよう。

では、ホスピタリティとはなんなのだろう。笑顔。相手をほっとさせ、受け入れられている感じにさせること。ユーモア。心を通じ合わせること。落ち着きやおだやかさ、くつろぎを提供すること。楽しく豊かな気持ちになってもらうこと。

ただ、そういうホスピタリティを望み、喜びながら、同時に、それを期待してもいいのだろうかという躊躇《ちゅうちょ》が、わたしにはある。

「感情労働」という言葉がある。感情労働とは、ひと相手の仕事において、働き手が自分の感情やその表現を適切に維持することであり、それによって相手の感情を調整することである。例としては、看護師がいつも患者さんにたいし笑顔でやさしくふるまうといったことが挙げられる（看護の仕事を感情労働という切り口で分析した本としては、武井麻子『感情と看護』〈医学書院、二〇〇一年〉がある）。身体を使う「肉体労働」、頭を使う「頭脳労働」にたいして、気を遣うのが「感情労働」だといえば、いちばんわかりやすいかもしれない。

そして感情労働は、さまざまな職種において要求されるにもかかわらず、かならずしも労働として認識されておらず、心身への負担に見合う賃金を与えられていない。とくに女性は気遣いをするのが当たり前と見なされ、女性に向くとされる職業の中には当然のように感情労働が組み込まれていることが多い。わたしは「スマイル0円」という某ハンバーガー・チェーン店の宣伝コピーを見聞きするたびに、「感情労働」という言葉を思い出す。働く人の心が経営戦略の下に置かれ商品化されることに、感情労働はつながる。

その感情労働という概念をつくった社会学者アーリー・ホックシールドが『管理される心——感情が商品になるとき』（石川准・室伏亜希訳、世界思想社、二〇〇〇年）という著書の中で詳しく分析したのが、まさに航空会社の客室乗務員だった。原著が出たのが一九八三年だから、まだ飛行機の旅が特別な時代だったともいえる。彼女は感情労働を、表面的に役割を演じる「浅い演技」と、心からその役割になりきろうとする「深い演技」に分ける。そして深い演技をつづけることで、自分の本来の感情がわからなくなっていくなどの弊害を指摘している。

その時代から比べると、いまは（とくに米国では）客室乗務員が過剰な感情労働をしなくてもよくなった、感情労働を搾取されることがなくなった時代といえるのかもしれない。そのうえ、どこの航空会社も経営立て直しで、乗務員の職務条件がどんどん悪くなっているらしいから、ニコニコする気になれないのも当然かもしれない。

それでも、最低限のホスピタリティ精神は残しておいてほしい気がする。プロなんだから、仕事を愛してほしい。職場への不満やいらだちはあっても、せめて表向きはおだやかでいてほしい。他人に自分の感情をそのまま垂れ流さないことは、仕事というより、それ以前の大人としての礼儀だろうと思う。

着陸態勢に向かって準備する乗務員たちの顔は相変わらずにこやかだ。ふと「スマイル０円」というのを、医療現場でもやってみたらどうだろうと思いつく。医師の中にはこれまで、「診てやっている」という態度の人が少なくなかった。患者さんのほうが医師を怒らせないよう気遣わねばならず、つまり感情労働を強いられていたわけである。

病院（ホスピタル）やホスピスが、ホスピタリティと語源を同じくしていることはすでによく知られている。日本の病院でも、受付などスタッフの「接遇」が重視されてきている。医療面接技法という形で、医師も患者さんにたいする適切な態度が求められるようになってきた。少なくとも「浅い演技」の感情労働は、医師にまだまだ要求されてよい。そして、むずかしい技法を学ぶより「スマイル０円」のステッカーを貼るほうが、ホスピタリティを身につけるには効果が高そうだ。

長旅を終え、飛行機から降りて、医師に負けず劣らずホスピタリティに欠けている集団を見つけた。米国の入国審査官である。９・11の同時多発テロ以降、年々尊大さと無礼さが増している彼らのブースにも、「スマイル０円」のステッカーを貼ってあげたい気がする。

右も左もわからない人たち

わたしは右と左がわからない。とっさに「右を向いて」といわれてもどちらを向ければいいかわからないし、エスカレーターで立つときも、ほかの人が立っていないと右側に立てばいいのか左側に立てばいいのか、迷ってしまう。まあエスカレーターについては関西と関東で立つ側がちがうので、七年前に大阪から東京に移ったわたしがいまだに混乱していてもおかしくないのかもしれない（七年も経つのだから、おかしいか……）。中学のとき、「右手を挙げて」と先生にいわれ、一人だけ左手を挙げてしまい、みんなに笑われた記憶はいまも鮮やかである。

そのため、利き手や脳の左右差についてはずっと関心があったのだが、最近友人から紹介されたインターネットのおもしろい映像を見て、さらに興味が深まってしまった。

映像は、ハーバード大学で研究をしていた脳科学者ジル・ボルテ・テイラーが、自分の左脳の脳出血の体験について講演しているものだ（https://www.youtube.com/watch?v=UyyjU8fzEYU）。

ある朝、彼女は頭痛に襲われ、それから徐々に発話や身体の動き、思考が支障を来たしていくのに気づく。「あら、たいへん。なんとかしなきゃ！」と思いながら、同時に「脳科学者が脳出血を内側から経験できるなんて、なんてクールなの！」と観察にいそしんだりもする。そして合間あいまに、左脳からのそういった「おしゃべり」や「指示」が消える時間を彼女は味わう。自分という身体の輪郭が消え、いまここに、ただエネルギーとして存在し、世界と一体となっている喜びを感じる。

彼女はなんとか友人に電話をし、病院に運ばれ、手術を受けて一命を取りとめ、八年かかって完全に回復する。けれども、脳出血の際に垣間見た右脳の世界、美しく幸福な「涅槃《ねはん》の世界」をとても大切に思う。そして人びとが左脳から離れて右脳の世界を感じることを選ぶようになれば、もっと世界はすばらしい場所になるのではないかと考えるようになり、講演でも力説する。

彼女がいうには、右脳はパラレル・プロセッサーで、いまここにある存在感をイメージや身体の五感として受け取り、エネルギー的存在として人びととつながり合い、一体となったものとして世界を感じるという。一方、左脳はシリアル・プロセッサーで、いま受け取っている情報の詳細を、過去の情報と照合させ、将来の可能性に結びつけて分類し、そして現在すべきことを判断・指示していくという。また、左脳では、他者と隔たりをもったクリアな輪郭のある個人として自分を感じるという。

プリンストン大学の心理学教授だったジュリアン・ジェインズが書いた『神々の沈黙――意識の誕生と文明の興亡』（柴田裕之訳、紀伊國屋書店、二〇〇五年）の、「二分心」の議論を思い起こさせる。三〇〇〇年以上前の人類は、意識も「私」という概念ももたず、右脳でおこなわれる非言語活動を、左脳が神々の声として聞き、それに従って行動していたという主張だ。どちらも、一時期日本で流行った「右脳革命」のようでもある。ハーバードの脳科学者とかプリンストンの心理学者じゃなかったら、トンデモな人たちに思えてしまいそうだ。

それほど右脳と左脳はちがうんだろうか。だとしたら、左利きの人はどうなのだろう。そして、わたしのように右と左がわからない人間はどうなのだろう。わたしの場合、ボールを投げたりドリブルしたりするのは左手、それ以外は右手である。ほんとうは左利きなのかと思ったりするが、無理やり右利きに矯正させられたとは聞いていない。

ちょっと調べてみたくなった。リサーチである。わくわくする。日ごろはトラウマという重いテーマをあつかっているので、ときどき世界や人間が信じられなくなって、自分がブラックホールのように暗い人間になってしまいそうな気がする。けれども、こういうリサーチは楽しい。頭の体操だ。

とりあえず、手元にある『「左利き」は天才？——利き手をめぐる脳と進化の謎』（梶山あゆみ訳、日本経済新聞社、二〇〇六年）という本を取り出す。みずからも左利きのジャーナリスト、デイヴィッド・ウォルマンが、世界中の専門家を訪ね回って左利きの謎を探る。日本にも住んだことがあるらしく、東大の研究者を訪ねたり、軽井沢でのレフティー・ゴルフ大会に初心者ながら参加した様子などをユーモラスに書いていて、読みやすい。

その本によると、左利きは人口の一〇〜一二パーセントで男性に少し多い。左利きの子どもが生まれる確率は、両親が右利きで九・五パーセント、片方が左利きの場合一九・五パーセント、両親が左利きの場合二六・一パーセントである。言語中枢が左脳にあるのは、右利きで九九パーセント、左利きでも約七〇パーセント。あとは、右脳にあるか、左右の脳にまたがっている。言語をもたないチンパンジーでも約七割が右利きである。オウムの九割は物をつかんでもち上げるときに左足を使う。タコにも利き目がある。

左利きか右利きかよりも、強い片手利きと両手使いのあいだの脳の差異のほうが大きいということが、本の後半になって出てくる。わたしの知りたいことに、やっとたどりついたようだ。それによると、利き手がどちらかに偏っているほど脳梁《のうりょう》が小さい、脳梁が大きいと脳半球間のやりとりが活発になる、両手の協力が必要な動作（バイオリン演奏など）については両手使いのほうがうまくおこなえ、両手が別々の動きをする動作（ドラム演奏など）については、反対側の脳からの干渉の少ない強い片手利きのほうがうまくおこなえるらしい。

残念ながら、そのあとの章はまた右利き／左利きの比較に戻ってしまうのだが、それでもいろいろ興味深い研究結果が紹介されている。たとえば、右利きの場合、森の写真などマクロな全体像を見るときは右脳、個々の木などミクロのレベルの写真を見ているときは左脳が活動し、左利きだと逆になる。左脳は一定の世界観を形づくり、右脳は異変や矛盾に目を走らせる。その異変や矛盾が一線を越えると、左脳の古い世界観があらたまり、パラダイムシフトが起こる。だから、両手使いは考えをあらためる頻度が高く、進化論を信じる割合が多い。女性のほうが脳梁が大きいが、男性のほうが個々の脳半球内では効率よく情報を伝達できる。片手利きのほうが交通事故を起こしにくい。両手使いのほうが記憶力がよい。数学に秀でた若者や子どもは脳の左右差が少ない。脳の左右差が少ないほど、魔術的思考をする傾向が強い。魔術的思考は精神疾患や創造性につながっている可能性がある。アインシュタインは両手使いで視覚的な想像力にすぐれ、死後解剖をすると脳の構造の左右差が並はずれて少なかった、などなど。

うーん。おもしろいのだが「わからなくなってきました」という感じである。矛盾する記述や、用語のばらつき（引用元の違いによる）も多い。すっきりしたくて、このあと、本で紹介された研究者のサイトなどへもリサーチを進めたのだが、混迷度は深まるばかりで、とてもここに要約できない。実際わかっていないことが多く、仮説が乱立しているようである。さきほど羅列したことも、あくまでも統計的な傾向にすぎない。それでもつい、自分に当てはまりそうなところに注目して、プラスのことだと喜んだり、マイナスだと反論を加えたくなったりしてしまう。

左／右は基本的な二分法の一つなので、善／悪、優／劣、男／女、全体／部分、アナログ／デジタル、感性／知性といったほかの二分法と結びつけて、わかりやすい物語がつくりあげられやすい。テイラーさんは講演の中で脳の標本を見せて、いかにきれいに左右の脳が分かれているかを示した。

ただ、左右がつながっているのは脳梁だけでない。テイラーさんの示した標本は、脳幹より下は断ち切られているが、脳幹の先には脊髄《せきずい》があり、そこからは末梢神経が全身に広がる。手の先、足の先だけでなく、腸にも神経はある。そこには左右の局在はもはやない。

皮膚や腸だって、世界を感受し考えているかもしれないではないか。右も左もわからないわたしは、そんなことを考える。そう考えているのがわたしの右脳なのか、それとも両脳の交流なのかも、わからないまま。

弱さを抱えたままの強さ

米国で生活していると、英語では表現しにくい日本語と、日本語では表現しにくい英語のあいだで宙づりになって、口ごもったり、モザイク状の文章をつぶやいたりすることが多くなる。

たとえば、日本語だと「懐かしい」とか「悔しい」という単語。もちろん、訳語がないわけではないが一対一対応ではないので、"nostalgic"とか"regrettable"とかに変換してしまうと、伝えたかったニュアンスがそぎ落とされてしまう感じがする。英語で日本語に訳しにくい単語といえば、"available"とか"comfortable"という単語だろうか。「利用できる」とか、「心地よい」という訳がぴったりはまるときもあるが、そうではないときのほうが多くて、長々と説明するはめになる。

ただ、そういう不便さやもどかしさは、一つ一つの言葉がもつ意味や、自分が伝えたい思いを深く考える機会にもなる。いまも「もどかしい」を辞書で調べてみて、"impatient"と"be irritated"しか出てこなくて、まさにもどかしくなったが……。

英語に「ヴァルネラビリティ」(vulneravility)という言葉がある。通常会話のほか、遺伝学や生物学の用語としてもよく使われる。訳としては「脆弱性」が最も一般的だろうか。単純に「弱さ」と訳されることもあるし、「攻撃誘発性」と訳されることもある。わたしはこの言葉がとても気になりながら、ずっとその意味の輪郭をきれいにつかみきれないできた。なぜ同じ言葉が「弱さ」でもあり「攻撃誘発性」でもあるのか。その弱さとはどんな種類の弱さなのか。

最近、ある映画を観て、ヴァルネラビリティの意味がすとんと胸におちた気がした。『スタンドアップ』(ニキ・カーロ監督、二〇〇五年)という、米国におけるセクシュアル・ハラスメントの最初の集団訴訟の実話を元にした映画である。主人公の女性ジョージーは一〇代で子どもを産み(レイプ被害の結果だったことがあとで明かされる)、その後結婚した相手によるＤＶから逃れるために、故郷の鉱山の町に戻る。そして父親が長年勤めてきた鉱山会社が女性も雇いはじめたことを知り、自立して子どもたちと生きていくために鉱山で働きはじめる。けれどもそこで屈辱的なセクシュアル・ハラスメントを受けつづける。会社の上層部に状況改善を求めたところ、解雇されてしまい、訴訟をしようにもほかの女性はこれ以上事態が悪化するのを恐れて協力しない。そんな四面楚歌《そか》のなか、闘いつづけるジョージーを、主演のシャーリーズ・セロンが見事に演じている。

わたしはこの映画をすばらしいと思ったが、実際に観ていたときはとても苦しくて、観つづけるのがつらかった。わたしは臨床では性暴力やＤＶの被害者を診ることが多いので、彼女たちとどうしても重なってしまったこともある。けれども、それだけではない。

映画のタイトルのように「立ち上がる」「闘う」というと、たくましい男まさりの女性をイメージさせる。けれど、ジョージーはぜんぜんたくましくない。息子を目の前にしてボロボロ泣くし、バーに行ってチークダンスも踊れば、飲みすぎて酔いつぶれてしまったりもする。視察時に社長から受けたやさしい言葉を真に受けて本社に単身乗り込む姿は、ドン・キホーテのようなナイーブさだ。それに、女優が演じているのだから当たり前だが、きれいだし、鉱山の作業服を着ていても、どこか色っぽい。

そんな彼女を見ているとはらはらするのだ。ああ、そんなに隙《すき》を見せると簡単に被害受けちゃうよ、つけ込まれちゃうよ、なにかあっても知らないよ、と女性のわたしが見ていても思ってしまうのだ（男性からすれば、だからこそ「そそる」のかもしれない。「そそる」ことと「つけ込まれやすさ」との関係はきっと深いと思うが、考えはじめるとややこしくなるので、ここではおいておく）。

そんなふうにはらはらしている自分に気づいて、わたしはふと、「あ、そうか、「隙がある」とか「つけ込まれやすい」というのがまさにヴァルネラブルということなんだ」と思いいたったのである。そのもの自身が弱いわけではない。ただ防御力に乏しく、その結果として攻撃を受けやすい状態。「隙がある」とか「つけ込まれやすさ」という訳は学術論文では使えないが、意味としてはそういうことなのだ。

ヴァルネラブルな人が危険なところをのんきに歩いていると、周囲の人ははらはらして、その人に怒りを向けてしまいがちになる。純粋に他人を信じ、だれにでも心を開いてしまう人にたいしても同様だ。とくに自分の弱点を攻撃されたことがあり、それ以来重い「鎧」をつけて歩いてきた人にとっては、弱さをさらけ出したまま生きている人を見るだけで、「甘えている！」「世の中なめている！」といらだたしくなったりもする。

では、攻撃にさらされないように、攻撃されても傷つかないように、「鎧」を何重にもまとえばいいのだろうか？　また、「鎧」を何重にもまとう方法はほんとうに有効なのだろうか？

もちろん、「鎧」といってもいろんな種類のものがある。身体を鍛えること。こわもてで、人をにらみつけ、肩をいからせて歩くこと。武術を身につけたり、武器をもち歩くこと。繊細な感受性を麻痺《まひ》させ、わき上がる感情を無視して、図太く生きようとすること。用心深く、リスク管理を怠らないこと。資格をたくさん取ったり、業績を重ねたり、社会的地位を確保すること。強い組織の一員になること。よそ者が入ってくるのを制限すること……。医療に関していえば、抗生物質や抗菌剤を多用すること、「メタボ」予防に夢中になること、遺伝子診断で将来を予測しようとすることなどだろうか。

けれど、どれだけ「鎧」を重ねて過剰防衛をおこなっても、人間は、生物は、社会はヴァルネラビリティから逃れられはしない。つねに未来は不確実なままであり、心配や不安をなくすのは不可能であり、一〇〇パーセントの安全はありえない。医療現場はとくに、病気やけが、障害、老いといったヴァルネラビリティをあつかう領域である。だからこそ、医療文化はそのヴァルネラビリティを受け入れ、慈しみながら、同時にそれと闘いつづける必要がある。弱さを克服するのではなく、弱さを抱えたまま強くある可能性を求めつづける必要がある。

日本にも強く波及しつつある米国のネオリベラリズム（新自由主義）が危険なのは、弱みにつけ込むことがビジネスの秘訣《ひけつ》として称賛されることで、弱さをそのまま尊重する文化を壊してしまうからだとわたしは思う。そして医療をビジネスモデルで捉えるのが危険なのは、病いや傷を負った人の弱みにつけ込むことほど簡単なことはないからである。

では「悪貨は良貨を駆逐」してしまうのだろうか？　弱肉強食のルールに従って生きていくしかないのだろうか？　そうではないと思う。弱さを抱えたまま生きていける世界を求めている人も多い。弱さそのものを尊いと思う人、愛しいと感じる人も多い。それもまた人間のもつ本性の一つだと思う。そうでなければ、弱き者はすでにすべて淘汰《とうた》されていたはずだ。希望をなくす必要はない。

たぶん、この映画もまた、弱いまま強くある可能性を語っているのだと思う。勝つために武装して立ち向かうのではなく、自分の権利を守るために、「鎧」を重ねて防御するのでもない。「スタンドアップ」したいわけではなく、ただ自分らしくありたいだけ。闘いたくなどないけれど、自分の居場所や尊厳が奪われたくないだけ。「女を捨てる」ことなく同時に闘いつづけることは、ヴァルネラビリティを抱える自分を愛し、残しつづけることでもある。

『スタンドアップ』というタイトルは、強さのみを称賛しているようで、わたしには少し違和感がある。ちなみに映画の原題は『ノース・カントリー　*North Country*』である。映画のタイトルもまた、翻訳によってニュアンスがこぼれ落ちやすい。映画ではミネソタの冬の鉱山の、圧倒的にきびしい自然がふんだんに描写されている。その映像は、鉱山労働者をふくめ、その土地で生きのびようとしてきた人間のもつ本来のヴァルネラビリティとその尊さをも映し出している。

女らしさと男らしさ

「悩みを相談するとき、女性は気持ちをわかってほしいのに、男性は問題解決をしたがるのです」

ニューヨーク在住の日本人を対象としたヘルスウィークという催しがあった。日本総領事館や日系人会などもかかわるジャムズネットと高齢者問題協議会という団体の主催で、長生きの秘訣の講演会、ヨガやフラダンス、折り紙アートセラピーなどなど、おもしろいプログラムがめじろ押しだった。

わたしも最終日のワークショップにコメンテーターとして呼ばれた。テーマは「コンフリクトを考える」。人間関係の中での葛藤や衝突、トラブルについて、世代・親子間、男女間、近所や職場という三つに分けてレクチャーがおこなわれた。それにわたしがコメントし、そのあとは三つの小グループに分かれてディスカッションが活発になされた。レクチャーではところどころにロールプレイが取り入れられ、迫真の演技に笑いも絶えなかった。

わたしは専門の一つがジェンダー問題なので、男女間のコンフリクトについてはとくに関心を強くして聴いていた。でも講師の話を聴きながら、女だから男だからといってそんなにきれいに分けられないよなあ、と逆につくづく思った。ロールプレイを見ていても、どちらかというと自分が男性側の行動をしていることに気づかされたりもする。

女性と男性、その違いやずれは永遠のトピックである。性差については脳の研究も盛んで、さまざまなことがいわれている。本屋さんに行けば、『話を聞かない男、地図が読めない女』など、たくさんの本が積まれている。

けれども男女の違いはたいてい統計的な差にすぎず、個人差が多い。女性と男性の平均身長に差があるのは事実だが、背が高い女性も背が低い男性もたくさんいるのと同じことだ。脳の性差も同様だし、脳がちがうからといって「生まれつき」ちがう、

「変わりようがない」とは限らない。脳は可塑的なもので、生物や人間の長い歴史の中で徐々に形成されてきたのだし、一人の人間においても、環境や発達課題に適応しながら柔軟につくられていくものだからだ。

レクチャーを聴きながら、わたしは自分がどういうときに「男性的」なふるまいをしているのかを考えてみた。そして、まず「仕事モード」か否かということのほうが、男女差よりも大きいのではないかと思った。

仕事をするということは、積み上げられた課題をこなしていくことである。もちろん人間関係は大切だが、それは課題遂行のためであって、人間関係を維持すること自体が目的ではない。「仕事モード」で必要なのは、効率的であること、論理的であること、自分の有能性を示し、競争に勝つことなどである。そのためには、冷静であること、個人的事情はもち出さないことなども求められやすい。「気持ちをわかりあおうとすること」は、それが仕事の一部である場合（カウンセリングなど）を除いて、必要でないどころか邪魔になることも多い。女性だって、気持ちをわかってもらうことを主目的として仕事上のコミュニケーションはしないだろう。

「仕事モード」とは、いい替えれば公の場にいるということでもある。公の場も職場も、たいていは男性仕様でできている。それはこれまで女性がいなかったからだけでなく、公的な場でうまく機能するような行動規範が男性に内在化され、逆に「男らしさ」を形づくっていったからだともいえるだろう。

そこには、責任とかリーダーシップとか、それらへの慣れといったこともかかわってくる。公的な場でなくとも、相手より自分のほうが年齢や知識や地位が上だったり、責任や権威をもつ側であったりするときは、どうしてもふるまいが「男っぽく」なりがちである。たとえば、わたしも自分の子どもにたいしては、けっこう問題解決モードで対応してしまっているなあと思い、もっと気持ちをくみながら話を聞かなければと、ロールプレイを見ながら反省しきりだったのである。

ところで前回、ヴァルネラビリティの話を書いた。映画『スタンドアップ』を題材にしたので、女性のヴァルネラビリティにたいし男性はどう生きるのか、という問いをもらった。その問いには、女性のヴァルネラビリティにどう向き合うのかということと、男性が自分自身のヴァルネラビリティにどう向き合うかということの、二つの意味がふくまれているように思う。

女性のもつヴァルネラビリティとはおもに、性被害に遭う可能性や、親密な相手（夫や恋人、元恋人など）からの暴力にさらされやすいということであり、その場合、男性がすべきことは自分が加害者にならないように気をつけるということ、女性のヴァルネラビリティにつけ込まないということに尽きる気がする。

だが、男性が自分自身のヴァルネラビリティにどう向き合うかということになると、話はもっとややこしくなりそうだ。

男性にとって、「強さ」はかけがえのないほどの重要な価値をもつ。「雄々しさ」という言葉自体、辞書を引けば「強さ」「たくましさ」「勇ましさ」といった意味が出てくる。現実には、体力や体格に自信がなかったり、決断力やリーダーシップに欠けていたり、気が小さくて怖がりだったりする男性はいくらでもいる。男性だって病気にもなるし、攻撃されれば傷つくし、見知らぬものに恐怖感をもつのは当然だ。

性的に攻撃されることも、女性に特有のヴァルネラビリティと思われがちだが、男性にも可能性はある。じつはわたしのフルブライト奨学金での在外研究のテーマは「男性の性被害と社会政策」というものである。よくこんなマイナーなテーマで受け入れてくれたものだと、選考委員会の懐の深さには感謝している。いまでも出会った人に研究テーマを説明するたびに、とまどった顔をされたり、ときにはなにも聞かなかったかのように、話題をころっと変えられてしまうこともある。性に関することを公の場で語ることは米国でもタブーに近いし、男性の被害となると想像の範囲を超えるようだ。

男性が性的な被害に遭うと、想定外なだけにショックや混乱はいちじるしい。自分を守ることができるのが男だから、もう自分は男ではないとさえ被害者は思う。恥の意識のため、周囲のだれにも打ち明けず、一人で苦しむ。自分が男であることを証明するために、女性に攻撃的になったり、マッチョな方向を目指すこともある。助けを求めず一人で立ち直ろうとして、孤独をどんどん深めていく。男性の被害者を見ていると、性被害そのものよりも、そのために傷ついた「男らしさ」を必死で取り戻そうとすることのほうが、逆に傷を深めていってしまうという印象を受ける。

性被害に限らず、男性にとって自分のヴァルネラビリティを認めることは、女性ほどたやすいことではない。だが、ヴァルネラブルであってはいけないという縛りこそが、ヴァルネラビリティになってしまうという逆説が、そこにはある。つまり、男性のヴァルネラビリティとは、男らしくなければならない、強くなければならないという社会規範そのものなのだ。「男のくせに」という言葉で縛られ、逃げたくても逃げられず、弱音を吐きたくても吐けず、助けを求めたくても求められず、ひたすら「鎧」を重ねて着込んでいく。公的な場は男性仕様になっていると書いたが、これも正確にいえば「強い男性」仕様になっているといったほうがいいだろう。「弱い」男性にとって社会は生きづらい。とくに米国のように、若さや強さに価値を置く社会ではなおさらである。

「弱さを抱えたままの強さ」を男性が提唱し、保ちつづけるのは、女性よりもはるかにむずかしい。自分の気持ちや感情を聞いてもらうことは、「弱音を吐く」ことであり、相手に「弱みを握られる」危険に自分をさらけ出すことでもあり、競争においては不利に働くからだ。「仕事モード」で課題をこなしていくには、感情にふれないほうが効率的でもある。

それでも、だからこそ「弱さを抱えたままの強さ」を目指すことは、むしろ男性にとってより意義深いのではないかと思う。自分の弱さを認め、「鎧」を外し、肩の力を抜き、自然体でいられる男性のほうがむしろ強くて、魅力的だともいえる。そのことを、多くの傷ついた男性たちが、回復過程の中で示そうとしている。

動物と人間

疾走という言葉が、まさにふさわしい。すべての筋肉をフルに使った、無駄のないフォーム。風を切り、本能のおもむくままに、ひたすら林の中を走る。とにかく速い。力強い。そして美しい。

五月に旅をして、友人宅に泊めてもらい、そこの大きな飼い犬を連れて郊外の森に散策に出かけた。州立公園だが、もう夕方だったのでわたしたち以外にだれも人間はいなかった。だだっ広い駐車場に車をとめ、友人は犬を外に出し、鎖を放してやった。しばし犬はじっとしていたが、友人の「ゴー!」の合図を聞くやいなや、森に向かって駆け出していった。小川に飛び込んだと思えば、坂を全力で駆け上がる。ときどき近くに戻ってくるが、また別の方向に走り去る。生命の躍動感がこちらにまで伝わってくる。

米国で知り合いの家を訪れると、たいていは犬か猫か、その両方を飼っている。日本とちがってスペースに余裕があるせいか、大型犬を室内で飼う人も少なくない。猫はたいてい家の内外を勝手気ままに出入りしているので、あまり気にならない。けれども犬、とくにわたしよりも体格のがっしりした大型犬が家の中をうろうろするのを見ていると、「欲求不満にならないの？　外に飛び出したくならないの？」と声をかけたくなってしまう。

そばにすり寄ってきて、あくびをする犬の口の中をのぞき込み、わたしはそこにちゃんと牙があるのを確認する。そして、その気になればわたしたちをかみ殺すなんてわけないなあ、と思う。なぜその気にならないのだろう、よくおとなしく人間のいうことを聞いているものだと思う。台所のカウンターの肉を勝手にくすねることはあっても、けっして小さな子どもにかみついたりしないのが不思議である。もう本能なんてなくしてしまったのかなあと思う。なんだか「奴隷根性」を見せつけられたようで、わびしくなる。

だから友だちの飼い犬が森を駆け回るのを見て、「ああ、ちゃんと野生の本能は残っているんだ」と新鮮なおどろきを感じ、うれしくなった。室内での気の抜けた姿は、仮の姿だったのだ。

わたしは動物を飼ったことがほとんどない。子どものころ、家の中で小鳥を短期間世話したくらいだ。だから、たんに犬や猫の習性を知らないだけなのかもしれない。ペット好きの友人たちは次のようにいう。人間と動物は長いあいだ共生してきた。動物は何千年もかけて飼い慣らされてきたので、その習性がいまは本能に近くなって組み込まれている。だから人間のいうことを聞くのは当然だし、犬や猫もいやがっているわけではない。むしろ飼い主の人間から気にかけてもらい、世話をされ、飼い主の命令に従うのが喜びなのだ。いまさら野生には戻れないし、戻ろうとしても生きのびられない、と。

じつは、わたしは小さいころ、動物がとても苦手だった。怖くてたまらなかった。小さな犬を見ても、必死で逃げようとしていた。けれども犬は逃げるものを追いかける癖がある。わたしが泣きながら逃げ回っているのに、はたからは微笑ましい光景に見えるらしく、周囲の大人たちに本気で取り合ってもらえなかった記憶がある。

ＰＴＳＤなどトラウマ症状の治療方法の一つとして、ＥＭＤＲ（Eye Movement Desensitization and Reprocessing）というのがある。眼球運動などで両側刺激を脳に与えながら、トラウマ記憶を処理していくというものだ。その研修を受けたときに、参加者どうしが自分の過去の小さな傷つきや恐怖の記憶を処理するという練習のセッションがあった。そこでわたしは犬への恐怖を取り上げたのだが、興味深かったのが、映像として出てきたのは追いかけてくる犬ではなく、母と仲のよい近所のおばさんの笑う顔だったことだ。もちろん犬も怖いが、怖がっているのにだれも助けてくれない、だれもわかってくれないという絶望感が強かったのだと、何十年も経って初めて気づかされたのだった。

いまではもう、犬や猫をそれほど怖いとは思わなくなった。近寄ってこられても、こっちが怯えたり、逃げたり、突然へんな動き方をしたりしなければ、なにもよけいなことはしてこないと、認知のレベルでよくわかってきたからだ。とくに在外研究中のこの一年は、犬か猫がコンスタントにそばにいる住居環境だったので、その状況に慣れざるをえないし、慣れてみれば、かわいいと思えるようになった。

ペットを人間の子ども以上にかわいがる人たちの気持ちもわかる気がしてきた。家族と遠く離れ、親しい友人もおらず、孤独に生きている人たちにとっては、暖かい息の気配や、柔らかさ、じゃれついてくる感じ、ただ横で寝そべっている感じなどが、たまらなく貴重なのだろうと思う。

それと同時に、どこの社会にも養育者に恵まれない子どもたちはたくさんいるので、ペットをかわいがる人たちが代わりにみんなそういった子どもたちを家に受け入れ、育ててくれたらすばらしいのになあ、などと、現実性のないことを空想してみたりもする。

また、ペットを飼う人間の姿を見ていると、奴隷制度ができた背景には、動物を家畜として飼い慣らし、人間のために奉仕させてきた歴史があることを感じたりもする。どんなメンタリティがあれば同じ人間を奴隷としてあつかえるのだろうと疑問に思ったことがあるが、同じ人間ではなく、人間より下等の動物だと見なせば、むしろ奴隷として利用しようとしないほうが不自然ともいえる。

もちろん植民地化や奴隷制度を進めたヨーロッパ系の人間だけが家畜を飼っていたわけでなく、アフリカやアメリカ大陸の先住民たちも家畜を所有していたわけだから、それが奴隷制度を生んだ原因だとはいえない。ただ、とくにヨーロッパ系の白人にとって、肌の色がちがい、顔つきがちがい、服装もちがい、言葉もちがうアフリカやアメリカ大陸の先住民を、同じ人間と見なさず、動物という枠で捉えることは、より簡単だったといえよう。

つけあがらせないためには、毅然《きぜん》として権威が上であることを示すのが、動物を飼い慣らすこつであるらしい。だとすれば、奴隷にたいしても同様の態度が取られただろう。相手が自分に従順であって当然であり、反抗したり、反逆するなんてもってのほかなのだ。同時に、ペットや家畜と同様だと見なせば、奴隷であってもちゃんと世話をしてやっているし、心も通じ合っている、奴隷の側も仕えることに喜びを感じている、と思い込むことも簡単だっただろう。階級社会や奴隷制度を成立させ、正当化し、維持しつづけるには、そういった「相互的恩恵」の幻想が必要となる。

うーん。考えすぎかもしれない。ペット好きの人からは異論が出るかもしれない。わたしは別に人間と動物が対等だと思っているわけではない。生きとし生けるものすべてに魂が宿っているというアニミズム的思考に深く惹かれるところはあるが、菜食主義者でもない。

ただ、人間中心主義はぜったいまちがっているとも思う。人間はこの世界を支配し管理しようとしてきた。そのために自然に働きかけ「改良」してきた。医療もその一つである。そして家畜やペットは、とても身近な自然の「改良例」である。

動物園の熊が人を襲ったとか、ライオンが飼育係をかみ殺したとか、そういったニュースを聞くたび、殺された人はどれほど怖かっただろうと思う。でも、ああ、動物はまだ本能を失っていないのだと、どこかでほっとしている自分にも気がつく。そういう事故がまったくないのはとても危険な気がする。そういう思考こそ危険思想だといわれるかもしれないが。

動物好きというと心が温かい人、というイメージが世間にはある。だから動物が苦手なわたしは自分が冷たい人間なんじゃないかと子ども心に思っていた（ちなみに、子ども好きについても同じことがいえる）。でもわたしは、動物が嫌いというより、怖かったのだ。畏怖《いふ》していたのだ。いまも、畏怖しているのだ。そして畏怖するのは悪いことではないと思うのだ。

自然はいつも人間の支配を超えた潜在力をもつ。飼い慣らされたように見えても、そのふりをしているだけだ。病いや災い、老いや死を畏怖することは、自然のもつ回復力や治癒力を信じることと表裏一体でもある。

自然はもっと畏怖されてよい。怖がるのはぜんぜん悪いことじゃない。

見えるものと見えないもの

ニューヨークで活躍する日本人の専門家の人たちと、最近仲良くなった。日本人の集まりは避けていたのだが、いったん知り合うと、とてもおもしろい。当たり前だ。ニューヨークの第一線でプロとして身を立てるのは簡単なことではない。そこで活躍している人たちなのだ。刺激的でないはずがない。

そのうちの一人、カオルさんが所属する音楽療法センターを訪ね、セラピーのビデオを見せてもらったときのことだ。

ほら、G♯ですでに合ってるでしょ。ここも、Cの音。ちゃんと音を拾って、反応しているのよね。それに合わせて、ほらセラピストが音を奏でるでしょ。すると、またちゃんと返してきているでしょ。ほら、ここなんてすごい。CとF拾ってる。ほらここも……。

カオルさんはわたしの横でそう解説してくれる。ビデオに映っているのは自閉症の五歳の男の子。言葉をしゃべらず、すぐにかんしゃくを起こす。ビデオは初診時のもので、男の子は泣きわめくばかり。そのうちスタジオの中のいろんな楽器に気づき、木琴を叩きはじめるものの、ただばちを振り回し、かんしゃくをぶつけているだけのようだ。セラピストがピアノでそれに対応するものの、わたしには異質の音がばらばらにぶつかっているようにしか聞こえない。せいぜい、男の子が泣きやんで音をより自発的に出しはじめたことがわかるだけだ。

なのにカオルさんはビデオを見ながら、いま目の前でセラピーがおこなわれているかのように興奮し、男の子とセラピストのあいだで始まっている、なんらかの交流に耳を澄ませる。そして、その内容と質をわたしに伝えてくれようとする。通訳のように。音楽の素養のないわたしには、ビデオの中の即興のかけ合いも、相変わらずただの騒音にしか聞こえない。けれども、カオルさんの喜びはずんずんと身体に伝わってくる。

次に、同じ男の子の、五〜六回セッションが進んでからのビデオを見せてもらう。まだまだ音楽とはいえないが、リズムが発生し、メロディらしきものがときどき聞こえる。音程が重なったり和音が響くときもある。抽象《アブストラクト》的な現代音楽ぐらいにはなってきたようだ。なによりも大きな違いは男の子の表情だ。目を輝かせ、心の底から楽しそうに音を出している。セラピストともときどき目を合わせている。さすがにここまでくると、音を介して二人のあいだで密な交流がおこなわれていることが、わたしにもわかる。

男の子はその後一年あまり音楽療法をつづけ、家でもすっかり行動が落ち着き、言語療法に移っていったという。映画の観すぎか、稀有《けう》な才能を見いだされ、障害を負った子どもが天才音楽家になるというストーリーを想像してしまうが、そういうことが目指されているわけではないらしい。他者との交流への糸口としての音楽。ヘレン・ケラーの「ウォーター」の逸話を思い起こさせる。流れる水の触覚とＷＡＴＥＲの綴《つづ》りにつながりがあることに気づく。混沌としていた世界に、なにか法則や秩序があることを知る。その法則に合わせると、自分の出した信号にも確かな反応が返ってくる。一気に自分の生きていく世界が広がる。

別の日には、遺伝病研究をしている医学者オオイシさんの実験室を訪問した。最新の分析機器の横に、昔から変わることのないビーカーやピペットといった実験道具が並んでいる。培養しているショウジョウバエを一時的に失神させ、顕微鏡でのぞかせてもらったりすると、医学生時代の実習が思い出されて、懐かしい。実験結果の判定にも立ち会わせてもらった。投稿中の論文に関し、査読者から追加実験を指示されたのだという。シャーレに浸かったゲルが二枚。ぐっと目を近づけるとバーコードのような線が見える。電気泳動。オオイシさんは、じっくりと二枚のゲルを交代交代に眺め、やがて笑顔になる。

うまく結果が出たみたいです。見ますか？　ほら、ここに線があるでしょう。でもこっちにはないでしょう。もう一対はどうかな。うーん。はっきり見えないなあ。あ、でもこれだな。ここにちゃんと出ている。ほら、ここ。大丈夫。こっちもＯＫです。今日の仕事はこれで終わりにしましょう。

オオイシさんは満足げな顔をして、片づけはじめる。

わたしは電気泳動の違いが正直なところわからなかった。どの線が片方にだけあるのか。あるといわれればある気がするし、ないといわれればないようにも見える。境界のぼやけたいくつもの線を前に、生物学的な医学研究はわたしには向いていないないなあと、あらためて悟る。

見えない自分を半ば笑いながら、わたしはカオルさんのセンター見学のときと同じことを、そこでも感じる。

ごく些細《ささい》な徴候《サイン》。それを読み取るプロの確かな耳、目、感性。自分には察知できないなにかを、その人はたしかに見ていて、それはたしかにそこにあるし、見る人が見ればとても意義が大きいものであるということ。そのことをわかっていて、仕事や研究に没頭し、それを楽しんでいる人を見るのは楽しい。結果がうまく出て心から喜ぶ瞬間を目撃させてもらうのも、喜びである。

ただ、わかる人にはわかる、という現象は、二つの異なる意味で危険をはらんでもいる。

見えないものが見えたり、感じることのできないものを感じる人がいるとき、そこで見えるもの、感じられるものが「実在」するのかどうかは、あとにならないとわからないことが多いし、あとになってもわからないことも多い。

野口英世はいくつもの伝染病の病原体を発見したとされている。けれども、それらの多くの病因が当時の技術では見えようのないウイルスだったということがいまでは明らかになっている。では彼が見たものはなんだったのか。彼の論文が当時認められたのはなぜか。

臨床医学においても、効果があるとされ一時期は盛んにおこなわれたが、あとになって無効だったとして廃れた治療法は数知れない。だからこそエビデンス（科学的根拠）にもとづいた医療が叫ばれるわけだ。ないはずのものが共同幻想や集団的妄想によって一時的には「見えてしまう」ことがあることを、専門家はつねに自戒する必要がある。ほかの人に見えないものが見えた（気がする）とき、生まれる快感や優越感。見える人のあいだだけの仲間意識や特権的な集団意識。学派とはそうやって生まれてくるのだ、きっと。最初は純粋であっても、いったん力をもちはじめると、今度はそれしか見ようとしなくなるかもしれない。そして裸の王様の逸話のように、見えない人までが見えるといい出すかもしれない。

ただ、野口英世の時代のウイルスのように、いまの時点では客観的に証明できない、エビデンスを出しようのない「なにか」も、まだまだ数知れず実在する。そういった「なにか」を先に察知する特殊な能力や技術をもった人は、しばしば疑惑の目を向けられ、迫害さえされてきた。

立体視の絵がある。目の焦点をずらすと、物体が浮き上がって見えるというものだ。比較的簡単に立体視できる人もいるし、かなり練習しないとできない人もいる、どれだけ練習しても見えない人もいる。わたしは立体視の絵を見ながら、空想する。この社会に独裁的な権力者がいるとする。彼は立体視ができない。だから一度も浮き上がる物体を見たことがない。見えるという人、見えて喜び合う人たちにたいして、苦々しい思いを抑えきれない。屈辱感をぬぐい去るため、立体画を禁止する。立体画が見える人たちを「嘘つき」「異端者」「悪魔」として排斥する。見える人が複数いても、「共謀して世間をだまそうとしているのだ！」と糾弾する。わたしは魔女狩りの時代に思いをはせ、いまから振り返れば狂気の沙汰《さた》のような魔女狩り現象も、単純にそういうことだったのではないかと考える。

ふつうの人が察知できないものを察知する人たちは、かすかな空気の汚染に気づくカナリアなのか、それともただの「敏感関係妄想」なのか。特殊な能力をもった癒やし手なのか、それとも魔女なのか。カオルさんやオオイシさんの高度な専門性に酔いしれながら、わたしの思考は彷徨《ほうこう》していく。

捨てるものと残すもの

一年の米国滞在も終わりに近づき、荷造りのときが来た。なにを捨てて、なにをもって帰るかを決めなくてはいけない。帰るまでに、あとなにをして、だれと会って、なにを調べて、なにを手に入れておくかを整理しなくてはいけない。

手元にあるものを見直してみる。この一年間で集めたさまざまな資料。それらにふれると関連して、訪れた場所や出会った人たち、感じたこと、考えたことなどが、つぎつぎとよみがえってくる。この一年間、自分がなにをしてきたのかをいやがおうにも振り返ることになる。

手元にはないけれど、日本に帰ってから必要になりそうなものはなにかも考える。行きたかったけれど行けなかった場所や、日程が合わなかったりして出会い損ねた人たち、考えたほうがいいのに考えずにきてしまったことなどに思いをはせる。この一年間、自分がなにをしないできたのか、そしてこれから自分がなにをすることになりそうか、をも考えさせられる。

そうやって荷造りは、過ぎた時間を反芻《はんすう》し、来たる時間を想像する作業となる。要領よく片づけを終えてしまいたいけれど、こんな内省の時間もたまには必要だと思い、しょっちゅう止まる自分の手を許してやることにする。

物については現地調達主義が基本なので、それほど悩まない。捨てるか譲るか寄付するか、あるいはガレージセールで売っぱらってしまうかすればいい。問題は仕事関係の資料や本などである。買ってはおいたけど、まだ読み込めていない本、それどころかページさえ開いていない本もある。

論文については、いまや電子媒体のものが主流だから、コンピュータにダウンロードしておけば済む。ただ、これも日本に帰ったらアクセスできないデータベースにいまのうちアクセスして、客員研究員の期限が切れる前に文献検索や必要なもののダウンロードをしておきたくなる。ダウンロードしてしまったら、いつでも読めるので安心して、結局大部分は読まないで過ぎてしまうことも目に見えているのだが。なにを隠そう、七年前に所属大学が変わったときにもってきた資料の多くが、いまだにダンボール箱から出されることなく研究室の本棚の最下段に眠っているくらいだ。その研究室も、もはや本棚からあふれるほど本がふえてしまった。

それでも、買って研究室に置いておいたら、またはダウンロードしておいたら、その内容が自分のものになったような気になる。自分の頭の中でいったん処理しない限り、それらはほんとうは、ただの紙の山とその上に載ったインクの浸み、コンピュータ上の記号の集まりでしかないのだが。

それにしても世の中には情報が多すぎるぞ、と思う。わたしの場合、学際的な研究だからどうしても守備範囲が広くならざるをえない。そのことは覚悟している。でも目を通しておいたほうがよさそうな専門雑誌、新聞、一般雑誌、書籍、ウェブサイト、メルマガ、映画、テレビ番組などをリスト化するだけで、めまいがする。すべてに目を通すことは不可能である。

情報が多いということは、うまくフィルタリングをすれば、より質の高い情報ばかりが手に入れられるはずということである。それは理屈の上では正しい。でも機械的な自動フィルタリングでは、なかなかよいものは選べない。それに情報の価値など、そのときの自分の関心や、その前後に経験したり考えたりしたこととのつながりによって大きく変わる。些細なこと、つまらない情報でも、ある瞬間には思考の呼び水になったり、感性のツボを刺激してくれたり、目からウロコ体験のきっかけになる。

それに、フィルターにかける情報の量が多ければ、フィルタリングだけで膨大な時間とエネルギーが取られる。もちろん、フィルタリングの喜びというものもないわけではない。不必要なものをどんどん捨てていく喜び。厳正な判断の結果残った、珠玉の情報の集まり。でもだんだん疲れてくる。強迫的になっている自分に気づく。

手にしたものがつまらない情報だと、ほっとしてくる。だって捨てられるから。逆におもしろい情報があるとあせる。フィルタリングの動きが滞ってしまうから。ほんとうはおもしろい情報を探す作業のはずなのに、本末転倒だなあと思う。情報というのはそのうちの二割を利用できればいいのです、とどこかの本に書いてあった。たしかにそうかもしれない。

味わいたい。ゆっくり味わいたい。そう心が叫ぶ。

一行の文章ににじむ切実な思いや、雑誌のなにげない挿絵が放つ鋭いセンス、小さな写真にひそむ美しさにじっくりとふれ、ひたすら味わいたいと思う。本を二、三冊だけもって小さな島に出かけ、ひと夏ゆっくり過ごしたいと思う。ほんとうはのんびりしたいのに、せっかく米国にいるのだから、せっかくボストンにいるのだからと、そこでしか手に入れられない情報を集め、そこでしか会えない人に一生懸命会おうとする自分を、捨て去りたくなる。

せっかく、せっかく……、とがんばってしまうのは、わたしが貧乏性だからなのか、それとも現代人の宿命なのか、はたまた研究者として当然あるべき勤勉の姿勢なのか。

人間の脳の情報処理能力には限界がある。コンピュータの性能はどんどん上がるが、それと比例して脳の処理能力が上がっていくわけではない。というか、その速度や量はほとんど変わっていない。たしかに科学的な知識や技術が発展して、高い建物を建てたり、宇宙にロケットを飛ばすなど、人間のできることは飛躍的にふえた。けれども、それは個々の人間の脳が進化しているからではない。

でも、わたしたちはどこかで錯覚していないだろうか。人間もどんどん進化し、機能が上がっていくのが当然だと。

二〇〇八年の夏は北京オリンピックをよく見ていたのだが、世界新記録が続出だった。どんどん速く、どんどん高く、どんどん強く……。そうやって記録が伸びていくのを見ていると、人間の身体能力も進化しているような認識に陥る。金メダリストひとりが超人なのではなく、オリンピック出場選手の記録の水準全体が上がっていくから、なおさらだ。たしかに栄養の改善やトレーニング技法の発達によって、それぞれのスポーツに合うよう、人間（というより選手）の骨格や筋肉、運動神経は変化しているかもしれない。けれども水泳競技で明らかになったように、身につけるものの素材やデザインの進化によってもたらされた記録の更新も少なくない。もちろんそこには膨大なお金がつぎ込まれていて、出身国の経済レベルが記録更新の鍵を握る。

人間の身体は、たやすく進化などしない。脳ももちろん身体の一部である。脳の情報処理能力を一気に加速などできない。これは知的な意味だけでなく、情緒的なかかわりにおいても当てはまる。インターネットやメールの急速な普及によって、いままでなら知り合うことが不可能だった人たちとも、距離を越えて交友関係を広げることができる時代になった。けれども、自分がほんとうに心許せる友だちの数を一気にふやせるかといえば、けっしてそうではない。メル友なら何百人でもできるかもしれないが、心から真摯《しんし》に交流できる人の数は、いつでもせいぜい数人ではないだろうか。

また、人間の身体ほど安定性に欠け、限界の多いものもない。これもまた脳に当てはまる。記憶力は当てにならず、認知は先入観に拘束され、思考は感情に左右され、行動には無駄が多い。ただ、だからこそ、機械にない複雑な思想や、深い洞察が人間から生まれるのだともいえる。

医療においても、器材の技術革新に取り残され、やがて厄介者あつかいされるようになるのは、人間＝医療従事者たちかもしれない。それとも、人間＝患者・病者の側だろうか。社会や医療が、人間の限界を真正面から見つめ直し、生老病死の流れを受けとめつづけられるならば、そんな本末転倒も避けられるはずだが。

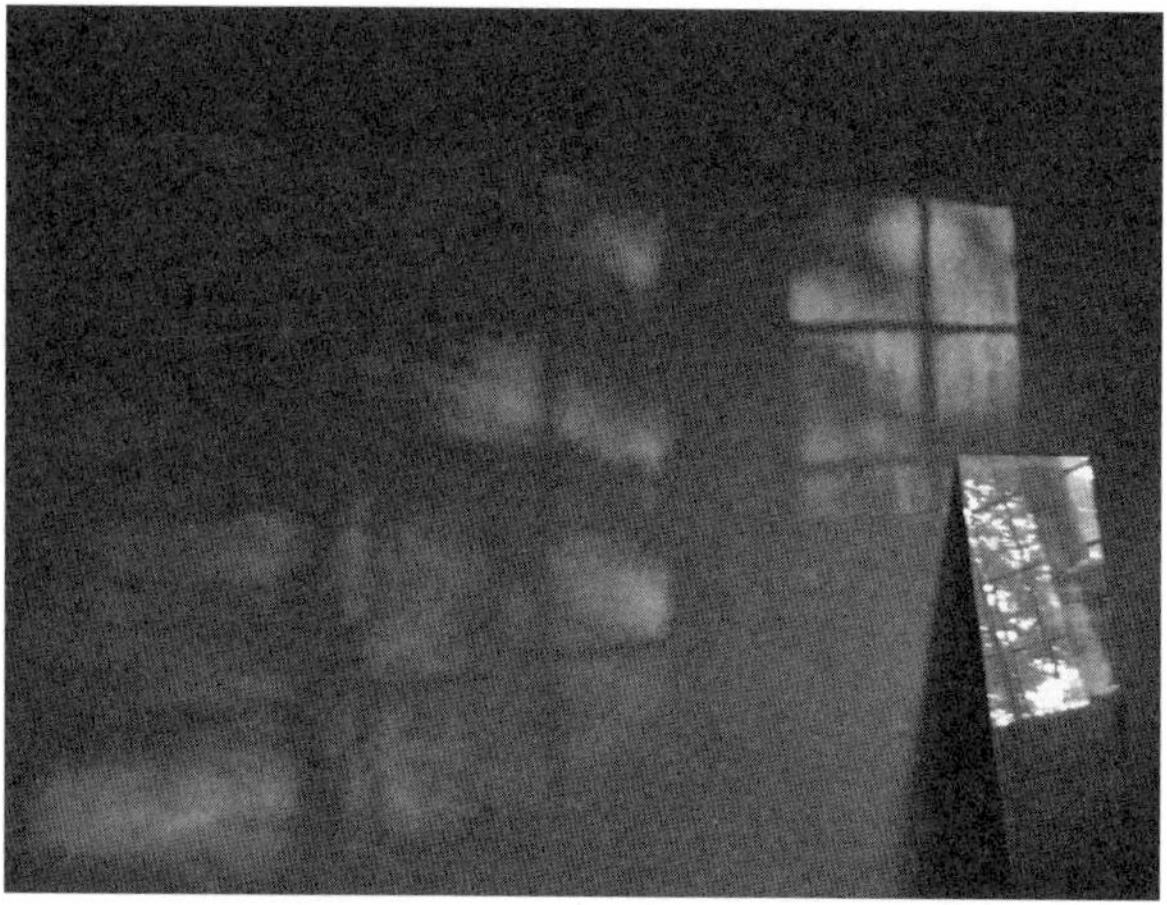

ソウル・ファミリー、魂の家族

一年間の滞米生活が終わり、日本に帰ってきて一カ月。あっという間に日常に埋もれてしまっている。

帰国当初は、駅の改札の人の流れにうまく乗れず、恐怖を覚えたり、エスカレーターの真ん中で立ち止まって、うしろからつつかれたりした。また、白々と夜が明けるのを眺めながら、時差ぼけの冴《さ》えた頭で、どれだけ技術革新が起きても時差と季節の逆転だけは残りつづけるのだなあと、地球規模で（?）ものごとを考えたりしていた。

けれども時差ぼけが治るにつれ、大学院の入試やら、冬学期の講義準備やら、依頼原稿の執筆やら、次々と仕事が迫ってきて、のほほんとしていられなくなった。米国からもって帰った数十冊の本は、なんとか古い本を移動させて書棚に納めたが、資料は一つの大きな袋に入ったまま、必要なものだけそのつど取り出している状態だ。

とにかく、いま済ませなければいけないことから済ませるしかない。そのためには、米国で考えていたことや、日本に帰ったらしようと思っていたこと、調べようと思っていたことなどは、とりあえず棚上げにするしかない。落ち着いたら手をつけるつもりだが、たぶんずっとこんな調子で仕事が振りかかってきて、落ち着くときなんてなさそうだな、意識的に時間をつくるしかないな、と思う。

もちろん、米国で学んできたことや考えてきたことは、かならずしもまったく新しい形で仕事になっていくのではなく、同じように見える仕事の内容に深みを与えたり、新鮮な見方が加わるという形で役立つにはちがいない。また自分がいた場所を離れて、外から見直す機会を得られたことには大きな価値があったと思う。これまで自分がしてきたことを相対化し、これからの方向性を、その場の限られた視野からではなく俯瞰的に、長い目で考えることができるようになった。

久しぶりに会った人たちから「アメリカはどうだった？」「目的は達成された？」「研究は成果が上がった？」「有意義な一年だった？」「充実した毎日だった？」と

口々に聞かれる。やっぱり有意義で充実してなきゃいけないんだなあ、のんびり、スカスカじゃだめなんだなあ、そういうのは「無駄」と見なされるんだなあ、とひそかに反発を感じながら、でもまあ素直に質問を受け取ることにする。

あらためて振り返ると、けっこう忙しく、充実していたともいえる。ボストンでわたしの受け入れ責任者となってくれたトラウマ臨床の第一人者、ジュディス・ハーマンさんとは毎月濃密なディスカッションができたし、研究会に参加して専門領域全般の知識をアップデイトすることもできた。自分の研究についても洞察が進み、さらなる問いが生まれた。ニューヨークとカナダでは学会発表をしたし、ペルーにも行った。新しい本も出版された。「えらいぞ、自分!」と褒《ほ》めてやってもいい気がする。

うーん、でももう少しじっくり考えてみる。この一年間でいちばん大きな収穫ってなんだろう。後々まで残るものってなんだろうと。そうすると、いまリストアップしたようなことはすべて表面的なものに思えてくる。そして、一つだけ選ぶならあれだな、マイクとトムとの交流だな、と思う。

今回、ハーバード大学がわたしの受け入れ機関だったのだが、家族の都合もあり、わたしはニューヨークの郊外に生活の拠点を置いていた。そして、月に二度ほどボストンに行っては数日間過ごし、研究会に参加したり、研究に関連する人に会ったりしていた。

ボストンではマイクとトムの家に居候していた。彼らは、わたしにとってはソウル・ファミリー＝魂の家族のようなものだ。

彼らは二人ともカウンセラーで、性的虐待を受けた男性のセラピーを専門にしているので、わたしの研究テーマとぴったり合う。彼らと知り合ったきっかけも、二〇〇一年にニューヨークでおこなわれた、男性の性被害についての学会だった。マイクは元・人類学者で、若いころはマーガレット・ミードの弟子だったという変わり種である。トムは大学でソーシャルワークを教えている。二人はわたしより一〇〜二〇歳近く年上で、ゲイ（同性愛者）で、十数年来のカップルである。マサチューセッツ州では同性間の結婚が認められており、彼らも結婚している。

彼らと一緒に過ごしていると、自然とゲイの友だちがふえる。彼らの住むジャマイカ・プレインという地域は性的マイノリティに寛容で、ゲイの多いおしゃれな街として知られている。隣の家にはマーサとキムというレズビアンのカップルが住んでいる。

マーサは精神科医、キムはソーシャルワーカーで、わたしがいるあいだに、タイラーという男の赤ちゃんを養子にした。以前から養子斡旋《あっせん》機関に登録していたのだが、ある日突然電話がかかってきて、赤ちゃんが生まれたけど、お母さんが育てられないからどうかといわれ、急遽《きゅうきょ》テキサスかどこかに迎えに行くことになったという。それ以来、やれ、首が据わった、ハイハイしだした、熱を出した、と大騒ぎをしながら二人で仲良く育てている。マイクやトムも、おじさん気取りでタイラーくんをかわいがっている。

同性愛者たちをめぐる日本の状況といかにかけ離れているかをつい忘れて、ボストンの話をすると、みんなにおどろかれる。けれども、ボストンでは彼らの生活があまりに自然で、無理がなくて、同性愛という「特殊性」はほとんど意識にのぼらない。そして、家族をつくっていくことの意義もごく当たり前のように受け入れられる。

同性愛者どうし一緒に住みたければ勝手に住めばいいのに、なぜわざわざ結婚という制度が必要なのか、という議論もある。でもマーサとキムのように一緒に子どもを育てたいと思えば、ある程度の制度は必要になるだろう。またトムは二年ほど前に大動脈弁閉鎖不全が見つかり、大手術を受けた。もしその数年前にマサチューセッツ州が同性間の結婚を認めず、彼らが結婚の手続きをしていなかったら、マイクはただの友人としか見なされず、トムの病気や手術について病院からなんの情報も与えられず、術後に付き添うことも許されなかったにちがいない。

いうまでもなく、わたしは彼らがゲイだから居候させてもらっていたわけではない。二人ともとても気が合うから、そして彼らもそう思ってくれるから一緒にいただけである。とはいっても女性にとって、異性でありながら、自分に性的なまなざしを向けてこないゲイの男性は、貴重な存在でもある。ずっと以前に観た外国映画に、「女性にとってゲイの友人をもつのはダイヤモンドをもつようなものよ」というせりふがあった。とすると、わたしは大きなダイヤモンドを二つももっていることになる。

ジャマイカ・プレインは自然が多く、マイクやトムと池のまわりや森林公園を散歩しながら、よくとりとめもなく話をした。カウンセラーなのだから当たり前ではあるが、二人とも話を聞くのがうまい。わたしが英語でうまく表現できない複雑なことも、適切な問いで明らかにしてくれる。そして甘やかしはしないが、とても褒めてくれる。わたしが日本での臨床再開について相談したときも、「君に診てもらえる患者さんはラッキーだと思うよ」という励まし方をしてくれて、びっくりした。

人はみな、親や家族を選べない。産み落とされた人間関係の中で成長するしかない。けれども二〇代、三〇代以降の人間の成長とは、自分なりの感性を磨き、波長の合う人たちとつながり、ソウル・メイトやソウル・ブラザー、ソウル・シスターとして関係をはぐくみあい、血縁も国籍も性的指向も抜きにしたソウル・ファミリーをつくっていくことなのかもしれないと思う。

マイクとトムだけでなく、わたしのソウル・ファミリーは世界に広がっている。そのことの有り難さを思うと、呆然《ぼうぜん》とさえする。タイラーくんの場合は、産み落とされたときからソウル・ファミリーの中にいるのかもしれない。そして血縁でつながった家族も、成長の中であらためてソウル・ファミリーの一員として、選び直されていくのかもしれない。

人生の軌跡

空を見上げる。はあ〜、とため息をつく。米国から戻ってきて、東京には空しかない、と思う。都心のビル街は人工物ばかり。唯一の自然といえば、空だけだ。その空も、狭い。いや、狭くても、空だけはあるといえばいいのか。

米国では、しょっちゅう空を眺めていた。高い建物が少ないせいか、目の前に空が大きく広がっている。雲がダイナミックに動き、太陽の光の筋さえ見通せそうだ。

雲一つない青空なら、飛行機雲。むこうでは飛行機雲を見ることが多かった気がする。空が開けているからなのか、空路の近くにたまたま住んでいたのか、それとも飛行機の数が単純に多いのか。当たり前のことだが、飛行機雲はたいていまっすぐだ。ゆるやかな弧を描いていることはあっても、ジグザグとか直角ターンはない。曲芸飛行はもちろん別として。

人生の軌跡はどうなんだろう、と思う。ジグザグに見えても、長い目で見れば案外スムーズな直線なのか、それともぐるぐる渦巻きみたいに、ひとところでさまよいつづけるのか、はたまた、子どもの書きなぐる落書きのように、でたらめの、でもじつは深い論理をもつかもしれない描線なのか。

人生には、大きな決断を迫られる「岐路」というものがある。右の道か左の道か、どちらを選ぶかで、その後の人生の明暗が分かれそうな十字路だ。人のアドバイスに従うのか、コインを投げて決めるのか、自分の勘を信じるのか。いずれにしてもうまくいかなければ、のちのち悔やむことになる。想定外の障害物があらわれて、まっすぐ進むことを断念せざるをえないときもある。それでも人生はつづく。しばらくそこに立ちつくし、やがて気を取り直して、別の方向へ道を歩きはじめる。人間、そういうときのことはよく覚えているので、そうした十字路を節目節目として、人生が決まっていくように思いがちである。

けれども、ほんとうにそうなのだろうか。人生とは案外、毎日のささいな選択、それ自体はどちらを選んでも大差がないような選択の積み重ねによって、軌道が延び、方向性が決まっていくものなのではないだろうか。つまり人生とは、十字路ではなく、Y字路の連続によって形づくられていくものではないのか。

そんなことを初めて思ったのは、数年前に横尾忠則の展覧会を東京都現代美術館に見に行ったときのことだ。彼は自分のイニシャルYにあやかってか、たくさんのY字路の絵を描いている。Yの交わるところの建物とその両側に通る道。それだけのモチーフの絵が、いくつも並ぶ。道の先は見えない。

絵を見ていて、ああ、迷いそうだと思う。

わたしは神戸や京都といった、主要な道路が碁盤の目に並ぶ街にばかり長く住んでいたので、Y字路や、微妙に曲がった道の多い街に行くと、すぐに迷ってしまう。海外を旅していても、歴史的な旧市街というのは、たいていそんな街だ。地図を見て、最短の経路を歩いているつもりなのに、なぜか目的地と大きくはずれ、まったく反対側に行ってしまったり、同じ場所に何度も戻ってしまうこともある。コンパスを常時もち歩いていたらいいのだけれど、そんな用心深い性格では、もちろんない（いまなら携帯ナビがありますが）。

Y字路がおもしろいのは、どちらを選んでもあまり変わりがないはずなのに、長く歩きつづけるうちに、確実にちがう方向に向かって離れていってしまうところである。ふと気がつくと、目的予定地と現在の到着地点との隔たりにおどろいてしまう。最初にほんの少し軌道修正すればよかったのだけれど、いつの間にか後戻りできないほど進んでしまい、「思えば遠くへ来たもんだ」とつぶやくことになる。友人と同じ方向を目指していて、ちょっとした寄り道のために、軽く「じゃあ、また!」とあいさつしたら、それが一生の別れになることもある。

交通事故や犯罪被害にしても、一つ隣の道や、一つ先の信号を選んでいれば、逃れられたはずだといえなくもない。取り返しのつかない、悔やんでも悔やみきれない結果であるほど、どこで運命が分かれたのかを、人はくりかえし問うことになる。けれども運命の分かれ目など、ずっとあとにならなければわからない。テレビドラマでも、大きな事件の前にはたいてい伏線があるが、なにが伏線だったのかは最終回まで見ないとわからないように。

ただ、Y字路のもう一つのおもしろさは、たとえば十字路で左右に分かれたはずの友人と、その後それぞれがY字路を何度も進んでいるうちに、いつの間にか似たようなところにたどり着いたり、思いがけない場所でばったり鉢合わせしたりするところである。

以前誘われて行った友人のホーム・パーティで、五〇代の女性がバーチャル同窓会の話を始めた。中学校の同級生たちがメーリングリストで連絡を取り合うようになり、その中には彼女がずっとあこがれていた人もいて、じつは彼のほうも彼女を好きだったらしいことが判明したという。次のお正月には故郷でほんとうの同窓会があるらしい。パーティの酔いも手伝ってか、その場のみんなは「そりゃあ、帰省をかねて行かなきゃね」と彼女をけしかける。「でも変わり果てていたらショックだしねえ」と彼女は笑う。おもしろいのは、二人の大学や学部選択はぜんぜんちがうのに、いまは似たような職種についているところだ。彼女は結婚以来ずっと米国に住み、彼は日本にいる。道がまた交わるのか、空中交差するだけかは、時が答えを出してくれるだろう。

そういうロマンチックな話ではないが、わたしにも似たようなことがある。わたしは昔、医学部を卒業したら厚生省に入って、その後WHO（世界保健機関）に行きたいと夢見ていた（ちょっと書くのが恥ずかしいが）。厚生省の医系技官の試験も受けたが、二年間の臨床研修だけはしたくて関西に残り、そのあいだに医療人類学に出会ってしまった。その後、留学し、研究と精神科臨床の二足のわらじをはいて、いまにいたる。

技官の試験を受けたとき、待合室で知り合いになった別の受験生がいたのだが、彼女から最近、精神病院の院長赴任の挨拶状が届いた。彼女の場合は卒業後、まず保健所に勤め、そこから外国人やエイズ感染者などマイノリティの医療に関心を深め、やがて精神科の臨床に惹かれていったらしい。結局、二人とも厚生省には行かずじまいになったが、帰国後、十数年ぶりに再会し、「不思議な縁だね、そのうち一緒に仕事できるといいね」と笑い合った。

医療現場での選択にも、十字路とY字路が複雑に入り組んでいるのだろうと思う。手術をするかしないか、化学療法にするか放射線療法にするか、といった大きな選択ももちろんある。けれども、処方のわずかな「さじ加減」が治療の善し悪しを決定したり、丁寧な清拭《せいしき》や、食事の細やかな指導が病いからの回復を促すことも多い。

だれにでも、あのときもし別の選択をしていたらどうなっていただろうと思うことが、人生の中ではあるはずだ。受験、就職、留学、結婚、専門領域やテーマの選択。

わたしの場合も、迷いに迷って選択したこともあれば、逆に周囲からはおどろかれるような選択をあっさりしたこともある。一方、あのとき、あの会に出席したり、あの先生の話を聞いていなければいまの自分はなかっただろう、と思う偶然の出会いもある。今回、米国で一年過ごしたことも、帰国して元の時間の流れに戻れば、たいした変化はもたらしていないようにも思うし、なにか大きな変化の伏線になっていくような気もする。

人生の軌跡を長い目で見れば、ジグザグのように見えて一直線の場合もあり、まっすぐ迷わず進んできたはずなのに大きく湾曲していることもある。寄り道のつもりだったのが案外近道だったり、最短距離だと思って選んだ道が行き止まりになってしまうこともある。なにが近道でなにが遠回りなのかは、人生の最後になってみないとわからないのだろう。きっと。

空は広く、道はない。紆余《うよ》曲折。試行錯誤。なんでもいい。それでも行きたいと思っていた方向にいつか人生は収束していくのだと、どこかで深く信じていたい。

Ⅲ　記憶の淵から

父と蛇

家に蛇が入ってきたことがある。たぶんわたしが、小学校六年生のころだったと思う。父にまつわる記憶である。

土曜日の午後、わたしは学校から帰ってのんびりしていた。姉も母も父も出かけていて、ひとりで留守番をしていた。小さな洋間でテレビを観ていた。コマーシャルのあいまにトイレに行き、洋間にもどってこようとしたとき、洋間のすぐそばにある階段の一段めの隅っこに、なにか見慣れないものが見えた。よく見るとそれは、とぐろを巻いている蛇だった。こわい。気持ち悪い。不気味だ。

家にはだれもいない。どうしよう。わたしは少し離れたところから、蛇を見張ることにした。蛇がいること自体こわいが、その蛇が家のなかのどこにいるかわからないのは、もっとこわい。ソファに座っていて、急に足元に這ってこられたらと思うとぞっとする。

蛇はなかなか動かなかった。洋間の奥のテレビ画面を遠い世界のように感じながら（実際に遠い世界ではある）、息を潜め、蛇を見張りつづけていた。やがて、蛇はゆっくりととぐろをほどき、あいたドアを通って洋間のなかに入っていった。

わたしはドアの外側から、こんどは、蛇が出てこないかどうかを見張りつづけた。洋間の向こうはベランダだけで、ほかの部屋はない。見えない蛇を見張るために、ひたすらそこにいた。家族のだれかが早く帰ってきてくれることを願いながら。まだだれも携帯電話を持ちあわせていない時代だった。電話機はあったが、洋間のすぐ入口だった。

結局、家族のだれがいちばん先に帰ってきたのかは覚えていない。いずれにせよ、蛇を見つけ、退治をするのは父の役割だった。父は作業着を着込み、長靴を履き、軍手をはめて、長い棒と虫取り網を準備して洋間に入っていった。蛇は見えなかった。なかなか見つからなかった。床に顔を近づけ探ってみると、ソファの下の奥に潜んでいることがわかった。父は悲壮な表情で、ソファをずらし、動きまわる蛇を幾度も取り逃しながら、なんとか捕まえ、ベランダの外にほうり出した。

家に蛇が現れるのは幸運の印なんだよと、この話をしただれもがいう。もちろんそれはありがたいが、あの土曜の午後の心細さは、体にしみついている。その事件以来、わたしは網戸なしに窓を開けておくことを、絶対しないようになった。風通しをよくするために、格子つきの窓を網戸ごと母があけていて、そこから蛇が入ってきたにちがいなかったからだった。

そして、いまふり返ると、別のことに気づく。父もあのとき、こわくてたまらなかったのだろうということだ。なぜあんなに重装備をするのだろうと不思議に思っていたのだが、父もおびえていたのだ。そのことに子どものわたしは気づいていなかった。大人なんだから、男なんだから、そして父親なんだから、蛇なんてやっつけられるのは当然だと、思いこんでいたのだ。わたしは父親を守ってくれる存在としてしかみていなかった、ともいえる。

そんなことを考えたのは、最近、『多桑』(父さん)というタイトルの台湾映画を観る機会があったからでもある(呉念眞監督、一九九四年)。舞台は一九五〇—八〇年代の台湾。この映画は、監督である息子の目から、名もなき庶民として生きた父親の、思いどおりにいかなかった人生を描いている。また、父親を通して、思いどおりにいかなかった台湾の歴史を描き出してもいる。英語のタイトルは『ア・ボロウド・ライフ　A BORROWED LIFE』、つまり「借り物の人生」である。

台湾は第二次世界大戦が終わるまで、日本による統治が長かった。だから戦後も日本語が長く残り、「とうさん」や「かあさん」といった、発音しやすい言葉がずっと使われつづけていた。タイトルの「多桑」は、日本語の「とうさん」という発音の当て字だ。

その、父さんは昭和四（一九二九）年生まれ。偶然わたしの父と同い年だった。これも偶然だが、昭和四年は巳年である。そして映画には、思いどおりにいかない人生を象徴するのに、蛇が効果的に使われている。

映画のなかの父さんはなかなかいい男である。金鉱山で鉱夫として働き、近所の喧《けん》嘩《か》を仲裁するなど男気があるが、日々の生活に倦《う》んでいる。給料が出れば、仲間たちと山から下りて、遊びに出かける。あるときなどは、息子を映画館に置き去りにしたまま、酒を飲みにいき、女性たちと歌を歌い戯れてしまう。鉱山が傾き出してからは、仕事も少なく、賭け事をしてはお金をすり、家にもほとんどお金を入れないことが続いた。

何者にもなれず、ただの鉱夫で終わってしまう自分。それでも父さんは家族を見捨てることはない。また見捨てられることもない。子どもたちともそれなりの関係を築き、大学生になった息子の下宿に、ふらっと遊びに来たりもする。やがて、鉱山病ともいえる肺の病気に苦しむようになる。最終的には、病気が悪化し入院した病院で、窓から外に飛び降りる。享年六十二歳。

同じ年に、九州の農家の子沢山の、最後から二番めの息子として生まれたわたしの父は、八十二歳まで生きた。父もまた思いどおりにいかない人生を、名もなき庶民として生きてきた。その軌跡をいつか追いかけてみたいと思った。

母が人質になったこと

こつん、と音がした。高速道路の料金所の手前。父が運転していた。夏休みだった。家族での貧乏旅行からの帰りで、もう夜も遅かった。料金所から高速を降りれば、あと二〇分くらいで家に着くはずのところだった。小学生だった姉とわたしは後部座席で、おしゃべりにもけんかにも疲れはてて、うとうとしていた。

助手席にいた母も疲れて眠っていたのか、父は自分で小銭を探そうとし、前の車が停まったのに気づかず、その車に追突してしまったのだった。まだETCなどない、昭和四〇年代のことである。

追突とはいっても、すでに車がならんでいて徐行運転をしていたので、バンパーが当たったくらいだった。傷などまったくついていなかったはずである。けれど、運の悪いことに、前の車は黒塗りの大きな車で、車に乗っていた人たちは、いわゆるカタギではなかった。

前の車の運転手とわたしの父は、車の当たり具合をさっと見たあと、とりあえず料金所を出て、空き地の隅に車を寄せた。父と母と、向こうの車からは男の人が何人か出てきて、話しあいをしていた。姉とわたしは後部座席にそのまま座っていた。外に出てみようとしたが、両親にとめられたのかもしれない。

話しあいが終わり、父がもどってきた。母が残って、父が家に帰り、お金を持ってもう一度もどり、その人たちに修理代を払うということに、結論がついたようだった。つまり母が人質になるということだ。

父はわたしたちを乗せ、こわばった表情でハンドルを握り、家まで車を運転した。家に着いて、父はたんすのなかからその月の生活費の一部を取り出し、わたしたちを家において、また車に乗りこんだ。

それから父と母が家に帰ってくるまでの時間を、どう過ごしたのかは覚えていない。姉と二人だったから、そんなに心細くなかったはずだが、二人で不安を増強させあうことだって、なくはない。

母は大丈夫か、父は大丈夫か。二人ともちゃんと帰ってこられるのか。母はこわいだろう。父は焦っているだろう。母がいやがらせなどされていないか。どこかに連れ去られたりしていないか。父が慌てて途中でまた事故を起こしたりしないか。父が約束どおりお金を渡しても、さらに因縁をつけられたりしないか。きっとそんなことを心配していたのだと思うが、それもいまこうやって書きながら、推量しているだけのことだ。

わたしたちもいっしょに乗っていったほうが、気持ちは楽だったはずだが、父としてはわたしたちを安全なところにおいておきたかったのだろう。またわたしたちが足手まといになることをおそれていたのかもしれない。

父と母は無事に帰ってきた。おそらく法外な額を修理代として払ったのだと思う。家族が勢ぞろいし、みんなの無事を喜びあった。けれどもその後、両親はさっそく夫婦げんかを始めたような記憶がうっすらとある。恐怖と緊張から解放され、疲れと空腹がもどってきたうえに、損失への腹立ちや悔しさがつのったのだろう。とっさの判断がよかったのか悪かったのか、そもそもどっちのせいでこんなことになったのかを、いい争っていたのかもしれない。

両親のけんかには慣れていたので、それ自体に感慨はない。そもそも、映画などによくありがちな、おたがいをねぎらいあって、楽しく食卓を囲むというようなハッピーエンドには、なかなかならないものだ。

ただ、夜の料金所の、あの車が二台停まっているあたりの情景がぼやっと頭に浮かぶと、わたしの体はいまでも少し縮こまる。胸から喉にかけて、なにかが詰まったような感じがする。

父が片手でハンドルを持ち、片手で小銭を探している姿を、わたしは斜めうしろから見ていた。その情景も鮮明に覚えている。けれど、ほんとうにその情景をわたしは目撃したのか、あとで記憶のなかでつくられたのか、わからない。うとうとしていたなら、見ているはずはないが、音がして目を覚ました瞬間に、その情景が目に入ってきた可能性もなくはない。

ここまで書いてみて、自分の記憶がどこまで事実なのかわからないので、姉に電話をして聞いてみた。姉は三歳上だから、わたしよりも記憶がさだかなはずだ。

ところが、姉は、「ああ、そういうこと、あったね。そやけど、おかあさんが人質になったということしか、覚えてへんわあ」といった。せめて、何歳のときだったかを知りたくて、そのころ、どの家に住んでいたのか、どんな車に乗っていたのか、手がかりがほしかったが、姉はなにも覚えていなかった。料金所の手前だったということさえ、「よく覚えているね」と、逆にわたしを褒める始末だった。「まあ、一週間くらいして、なんか思いだしたら連絡するわ」といいつつ、その後、姉から連絡はなかった。

父はすでに他界している。母に電話をして聞くという選択もなくはないが、それはやめておいた。高齢で耳が遠くなった母に、その話をもちだし、こちらの聞きたいことを理解してもらうだけで、ややこしくなりそうな気がしたからだ。母は気が強くて、繊細という言葉からは程遠い人である。それでも、それなりに複雑な反応が呼び起こされるかもしれない。

「母が人質になった」ということだけが、このできごとのエッセンスだった。そのエッセンスは姉とわたしに共有されている。それはそれできわめて正確な記憶だった。おそらく、それだけでじゅうぶんなのだ。

母を見送る

母が亡くなった。

玄関先の小さな庭で、倒れているのを近所の人が見つけてくれた。夏の初めだった。病院に運ばれたが脳内出血で、手術をしても意識が戻ることはなかった。人工呼吸器も外せないまま、夏の終わりに息を引き取った。

母は、父が八年前に亡くなってから一人暮らしをしていた。倒れた朝もグラウンドゴルフに出かけるところだったようだ。八十六歳。天寿全うといってもいいだろう。

母が倒れたという知らせを姉から受けたとき、「いつか来るときが来た」と思う反面、とても動揺した。行きつけのカフェでランチを食べ終わって、紅茶を飲みながら一息ついたところだった。お店の人に説明をしていたら、涙が出てきて焦った。「とりあえず、お昼食べた後でよかったよね」と泣き笑いをしながら、店を出た。

これから回復するのか、もう回復の見込みはないのか、そうだとしても数時間の問題なのか、数日か、数週間か、数カ月か、それとも数年なのか、それさえも見当がつかない。直近の予定のこと、仕事のスケジュールなど、いろんなことが頭をめぐる。

母は兵庫県に住んでおり、東京からしょっちゅう日帰りはできない。荷造りをしようと思うが、何をもっていけばいいのか、頭が働かない。周りの人に聞くと、ある人は「印鑑」といい、別の人は「着心地の良い服と歩きやすい靴」と言ってくれた。「一週間くらいの服を、気温差がいろいろあるだろうから、組み合わせで持っていったら」と言ってくれた人もいた。

母の元に駆けつけ、それからの二カ月半。出張の予定も立てられず、宙吊りになったような夏を過ごした。実家で過ごす時間も多く、片付けをしながら姉といろんなことを話した。「母がもうこの家に帰ってくることはない」ということを実感していく時間でもあった。

「お母さんよく物をため込んでいたよね」と言って、まずしたのはタッパーウェア退治だった。台所の棚にたくさんのタッパーウェアが詰まっていた。母は料理が好きだったので、多めに作って、小分けして冷蔵庫に保存したり、近所の人に配ったりすることに喜びを感じていたのだろう。でも、多すぎる。

姉とは、「お説教長かったよね」「褒めてくれたこと全然なかったよね」「習い事のお習字、いやだったよね。後ろからお母さんが見張っていて、足をつねられたりしたんだよ」などと話した。姉とわたしだけが知っている家族の歴史。お互いが知らないと思っていた歴史もあった。それらを姉と共有するうちに、だんだん母の悪口は尽きて、残っていたわだかまりも解けていく感じがした。好きだった母の料理を交互に挙げたりもした。

母が倒れた庭は、小さいが、父が生前心を込めて草木の世話をしていた。母の葬式から戻ったとき、初めて、そこにあった金木犀がなくなっていたことに気づいた。秋になると良い香りがして好きだった。根っこが弱くなっていて、隣の家に迷惑をかけたらよくないと、半年ほど前に抜いたそうだった。

ぽかんとあいたその場所を見ながら、「いつか自分が死ぬときが来たら、子どもたちに何を願うだろう」と自問自答してみた。「ただ幸せに生きていってほしい」ということしか思いつかなかった。だから、きっと母もそうなのだろう。

生んでくれてありがとう。育ててくれてありがとう。幸せでいるからね。見送りの言葉はそれだけで十分な気がした。

溺れそうな気持ち

水に身体をあずけ、浮かぶ。プールにも水の流れがあるのがわかる。力を抜いて身体をゆらゆらと揺らせる。プールの底の影が同時にゆらゆら揺れる。息をぷくぷくと吐いてみる。身体がほんの少しずつ沈んでいく。力を抜いていると、足から先に沈んでいき、やがてプールの底に着く。立ち上がり、息を吸って、また、ただ浮かぶ。自分の身体がまっすぐなのか、反っているのか、確認してみる。それから水の中に潜ってみる。潜るのにはけっこう力がいる。潜ろうと思っても、頭はなかなか沈んでいってくれない。プールの底に向けて手を大きく掻いても、身体は上に残ろうとする。そう、人間の身体は浮かぶようにできている。

最近、水泳を始めた。肩こりにはずっと悩まされていたが、この一年近くは頭痛まで始まってしまった。大学での仕事、それに精神科の臨床と、頭と気ばかりを使う毎日だからしかたないが、運動不足もじゅうぶんあった。何度かスイミングスクールに行って、ポイントを教えてもらって、あとは週に一、二回のんびり自分で泳ぐことにした。

海やプールは大好きだし、泳げないわけではない。でも続けて泳げるのはせいぜい二五メートルで、足がつかない深い場所や、つかまるものが近くにない場所では、怖くて泳げない。初心者レベルだ。

そのせいか、毎回発見がある。そして、毎回発見があること自体に驚き、気づく。これまでの人生で、独りで泳ぐことなどほとんどなかったことに。水の中で自分の身体をただ感じるような時間をもつことなどなかったことに。水泳を専門にしている人以外で、そういう時間をもったことがある人は、案外少ないのではないか。みなさんありますか？

子どもの頃は、学校の体育の授業で泳ぎを覚えたり、家族や友達とプールや海に遊びにいくのがほとんどだろう。大人になっても、海やプールに独りで行くという人は少なそうだ。わたしの場合も、一人旅の途中にきれいな海に出会って泳ぐことはあったが、その場合も「泳ぐ」というより、「波間に揺れてのんびり海につかる」のに近かった。そうか、わたしは独りで今まで泳いだことがなかったのだ。この歳で初体験なのだ。そのことにこれまで気づきもしなかったのだ。発見その一である。

発見その二。独りで泳ぐのは気持ちいい。だれにも気を使わず、ただ水と対話する。自分の身体と対話する。そして水と自分の身体の対話を聞きとる。水の中の静けさは、つかの間の非日常である。空気がなく、息を吸えない、おだやかな刹那。水の中では生き続けられない人間の、ひょっとしたら水棲であったかもしれない太古の身体記憶が甦りそうだ。

発見その三。むだがない、ということの重要さ。いかに身体からむだな力を抜くか、いかによけいな動きをしないかが、手足をどう動かすかより、実はいちばん重要だということ。身体をまっすぐにして、よけいな力を抜いて、壁をぽーんと足で蹴れば、水の中を身体はすーっと進んでいく。何もしないのに、七、八メートル進んでしまう。泳げなくても進むのだ。そう、よけいなことをしなければ。泳げない人というのは、この感覚を知らないに違いない。泳げなくても浮かんでいればいいことを。水に身体をゆだね、流れにのっていく感覚を。一方、泳ぎの上手な人は力まず、ラクそうに、えんえんと泳いでいる。しかも速い。むだな力を抜く、というのはどんなスポーツでも、いやスポーツだけでなく人生のあらゆる事柄に共通する、究極の「こつ」である。仕事も、人間関係も、おそらく人生そのものも。上手な人の動きを見ていると、あまりに自然で、それ以外にどんな身体の動かしようがあるのかと思ってしまう。スキューバ・ダイビングでは、上手な人ほどボンベの空気消費量が少ない。

発見その四。でも、むだな力を抜くのはとても難しい。むだな力を抜くには、自分の身体のどこに力が入っているのか、自分の身体がどんな動きをしているのかがわかっている必要がある。初心者にその能力はない。身体の動きを自覚するには、慣れと、心の余裕と、ところどころで適切なアドバイスを受けることが必要になる。

そこで発見その五。上手に教えることも難しい。泳ぎは上手でも教え方の下手な人に教わると、初心者はフラストレーションと無力感が高まって、泳ぎ続ける意欲を失いかねない。「わたしそんなにひどい泳ぎ方しているの?」「怒らないでよ。言われた通りにしようとしてるけど、思うように身体が動かないんだから」と。見られていると身体が緊張するし、教わったことをしようとすると、身体の他の部分がばらばらになって、泳ぎもむしろ下手になる。教えてくれるのが親しい友人や家族だったりすると、「そんな偉そうに言わないでよ」と、けんかにもなりかねない。

でも教え方の上手な人は違う。一度にたくさんのことを言わない。具体的で簡単なポイントのみ伝える。それを我慢強く繰り返す。どんなに下手でも、良いところを褒める。イメージしやすいたとえを使う。たとえば「いちばん遠くの水をつかむように」と言われたら、自然に腕がいい方向にのびるだろう。自分でもやってみせる。それを真似してみさせる。初心者のこわばった身体がほどけ、新しい身体感覚を把握していく。

最後に、発見その六。溺れそうな気持ちの大切さ。「なんでできないの?」と「なんでできるの?」には深い溝がある。教える側も教わる側も、どちらももどかしい。わたしは臨床ではもっぱらアドバイスをする側であるが、「なんでこれくらいのことができないの?」と思うことは正直多い。例えば、自分を守ること、人との距離を保つこと、自分の気持ちを抑えること、独りでいること。そんな「普通の人」にとっては簡単なことでも、患者さんはできなかったりする。でも、「ああ、彼女はいつも溺れそうな気持ちで生きているんだな」と気づけば、もっと寄り添える。

溺れそうだと思っている人に、「力を抜いて！」といっても無理である。「身体を感じて」とか「水に身体をゆだねて」といってもむだである。溺れそうなときに、たくさんのことを言われても耳に入らない。身体を少しずつ水に慣らし、恐怖をやわらげていくしかない。

溺れそうな気持ち。必死で手足をばたつかせないと、沈んでいきそうな感覚。息苦しくて、なにがなんでも水面上に顔を上げてしまいたくなる気持ち。すくんで縮こまる身体。何かにしがみつきたくなる衝動。上手に泳げるようになったら、忘れてしまうであろうその感じを、できればずっと覚えていたい。

本当の非日常の話

話のオチが自分でもわからないまま、何かを語り始めてしまうときがある。

二〇一一年二月、まだ震災前のこと。あるシンポジウムに呼ばれて、会場に向かう朝、乗るはずのJR中央線が、車両事故かなにかで一時不通になった。運転再開の見通しが立たず、どの駅からどの駅までが不通になっているかもわからない。駅員はたくさんの乗客に囲まれて、路線振り替え用の証明書を配ったり、質問に答えたりしている。慌ただしく、殺気立った雰囲気。

そのとき、二十歳代前半ぐらいの男性が突然、「だれだ。飛び込みやがった奴は！」と怒鳴り始めた。ショックだった。「人身事故」と聞いても、同情より舌うちをしたくなるような心理状態に東京の人々がなっていることはわかっていた。けれども、それを言葉に出すことだけは、みんなかろうじて踏みとどまってきたのではなかったか。ひどい若者だと思った。横にいた女性が、彼をなだめようとしていたが、その女性にも暴力を振るうタイプではないかと心配になった。

わたしはその場を離れ、幸い友人と連絡がついて、車で最寄りの駅まで送ってもらうことになった。車を待っていると、横でいかにも就活ルックの女子学生が泣きそうな顔をしながら携帯電話をかけていたので、声をかけて彼女も一緒に駅まで連れて行くことになった。

車の中でさっきの若者のことを思い出し、ふと考え直した。ひょっとして彼自身、電車に飛び込みたい気持ちを抱えているのではないか、いろいろつらいことがあって、たいへんで、でもなんとかがんばって飛び込まずに毎日をやり過ごしているのではないか、と。

どこで読んだか忘れたが、だれかに非常に腹が立つときは、自分がやりたいのにできないでいることをその人がしているからだという。確かにそうかもしれない。怒りとは、相手に対する羨望でもありうる。自分が我慢していることを、我慢せずやっている人に、人は羨みつつ腹を立てる。我慢強い人は、我慢しない人には我慢ならないのだ。

シンポジウムは、加害と被害を超えて人と人の絆を考えるというテーマだった。わたしはコメンテータだったのだが、テーマに無理矢理つなげて、ずっと気になっていたその朝の話をした。三つ、エピソードを付け加えた。

一つめ。朝、友人の車を待っていたとき、タクシー乗り場には長い列ができていた。お互いに声をかけあい、同じ方向に行く人が乗り合えば、結果的にはみんなが早くタクシーに乗れる。けれども、だれも声をかけあっている様子はなく、列はただ細長く並んでいたということ。

二つめ。ずっと以前、わたしが小学生の子ども二人と、年老いた母をつれて長旅をしたときのこと。その時も電車が止まった。とりあえず乗り換えた電車は、当然混雑している。路線が複雑で、新幹線に乗るにはどこで降りて、どう乗り換えればいいのかわからない。まだ携帯電話に乗り換え案内は入っていない時代だった。だれかに聞きたかった。でもどの人に声をかければいいのか。いっそのこと、電車の人みんなに向かって聞いてみようかと思ったが、恥ずかしくてできなかった。結局選んだ経路は、後で調べてみるとかなり遠回りだった。無事に着きはしたものの、くたくたになった。勇気を出して声をかければよかったと思った。

三つめ。わたしは阪神・淡路大震災の頃関西に住んでいたが、震災後しばらくの間、他人同士が道で声をかけあうことがめずらしくなかったということ。

話し終わって、自分でも何を言いたかったのか、話のオチがはっきりわからなかった。聞きにきてくれた友人に尋ねたら、「声をかけあおう」ってことだよ、とあっさり教えてくれた。そうか、そうだよね、と思いながら、でも、ほんとにそれがわたしの言いたかったことなのだろうかと、どこか腑に落ちないものが残った。

「儀礼的無関心」という社会学の言葉がある。群衆のように、見知らぬ人が集まっている状況では、お互いに相手がそこにいないかのようにあえてふるまうことを言う。都市社会ではルールとなっていて、満員電車で毎日通勤するような生活では不可欠な技ともいえる。「声をかける」ということは、そのルールを破ることである。ルールが破られるのは、日常から外れたことが起きたときである。

あの若者はひょっとして、「儀礼的無関心」を決めこまず、飛び込んだだれかを一人の具体的な人間としてイメージし、声をかけようとした唯一の人間だったのかもしれない。みんなが見かけの日常性を維持しようとしているときに、これは日常ではないと宣言してしまったのかもしれない。「王様は裸だ」と告げる子どものように。

わたしは、ほんとうはそんなことを言いたいのだろうか。でもやはり、彼は自分の予定が狂わされて腹を立てただけのわがまま青年かもしれないではないか。

そして、東日本大震災がおこった。わたしのゼミの女子学生の一人は、就活中、地下鉄の駅で地震にあい、死ぬと思ったという。携帯もメールもつながらず、ツイッターだけで情報を得て、なんとか友人の家までたどりついたという。「そういうことがあるなら、ツイッターを始めた方がいいかもね」という流れで話が終わった。後で思った。その学生は、同じ駅にいた他の人たちとは声をかけあったのだろうか。ツイッターも赤の他人との情報のやり取りだが、そこではつながれる。「うちはこの辺だから、家に帰れないなら泊まってもらってもいいよ」という情報さえ流れたという。でも、駅で隣り合わせた人とは、つながらないのだろうか。つながろうとするのは、危険なことなのだろうか。

シンポジウムのとき、わたしは阪神・淡路大震災の話をしながら、危機はチャンスでもあるということ、非日常だからこそ日頃できないことができるということ、トラブルに見舞われたときこそ、人と人がつながりあい、絆をつくる大切な機会であること、そんなことを口走った記憶がうっすらとある。まさか、その一カ月後に東日本大震災がやってくるとは、思いもよらなかった。では、わたしは今も同じことを言いたいと思っているのだろうか。それがわたしのほんとうに言いたいことなのだろうか。腑に落ちない。腑に落ちないままである。

本当の戦争の話には、オチなんてないんだと、たしかティム・オブライエンが書いていたような気がする。本当の非日常の話にも、オチなんてないのかもしれない。

張りつく薄い寂しさ

電車が止まり、人身事故という放送が入る。声にならないため息とともに、携帯にメールがうちこまれていく。今どのあたりか窓の外を見ようとしても、疲れた顔が並んで反射するだけ。人身事故という放送に驚きと憐《あわ》れみを示した時代から、苛《いら》立ちに舌打ちする時代へ。やがてそのことへの良心の呵責《かしゃく》も消え、もはや諦《あきら》めが覆い、車内には薄い寂しさが漂う。

吊《つ》り広告に目をやれば、「使える人になれ！」とビジネス社会サバイバル術の文字が躍る。自分が「使えない人」だとみなされて、万が一線路に身を投げたとしても、ため息をつかれるだけの存在だということをかみしめる。

剝《は》がしても剝がしても張りついてくる薄い寂しさのようなものを、わたしたちは今抱えている気がする。人の価値が下がっている。デフレで物の値段が下がる。物を作り、運び、売る人たちの価値が値切られる。コンピュータや機械でできる仕事なら、速さや確実さ、疲れの知らなさ、ストレスの感じなさに、人は太刀打ちできない。残るのは機械でできない仕事だが、それが「人間らしい」仕事だとは限らない。コールセンターがいい例だろう。勧誘や苦情のやりとりが、匿名性の中で棘《とげ》を増す。

もちろん、ネットで価格を比較して良い物を安く買ったり、無料サービスを手に入れたりすることは、消費者の「賢さ」である。電話やメールでの勧誘にのらず詐欺に遭わないためには、そっけなく切ること、返事さえせずスルーする（流してやり過ごす）ことも、子どもたちに教えるべき「知恵」かもしれない。

けれどもその分、わたしたちは自分も安く値切られ、スルーされることを予測せざるを得なくなっている。そのことに傷ついたりストレスを感じたりする人は、よくて「敏感」、悪ければ機械に負ける「弱い人」となる。

効率化の波は、高度な知的作業に携わる人たち、「できて当たり前」と自他共に認める人たちにまで、押し寄せている。「できる人」ほど自分が「使えない人」になることへの不安は強い。優秀な人は「がんばりや」であることが多いが、処理すべき情報や通信量の増加は、がんばる人にほどのしかかる。

優秀だからこそ「よい人」でありたいと思う人も多いが、人の痛みへの共感は、自分をも傷つけかねない。頭を使い、心を込め、気を配り続けることは、脳神経系の「体力」を激しく消耗する。肉体の過労はわかりやすいが、頭や心の過労は見えにくい。肉体は動きを止めれば休養できるが、頭や心は職場を出てもすぐにスイッチを切れない。

「がんばれば報われる」ことを疑い、「よい人」であることをやめたとき、薄い寂しさが襲う。それを剝がそうと、さらに仕事を増やし、頻繁にメールを送り合い、アルコールに頭や心を麻痺《まひ》させる。自他の痛みに鈍くあれという時代の流れをさらに加速させてしまうことに、どこかで気づきながら。

薄い寂しさは、できたてのかさぶたのように、剝がしても剝がしても、微細な出血の上に、また張りついてくる。いっそのこと、剝がさずにこらえてみれば、いつかポロッと落ちて、血色のよい健康な肌が顔を出すのだろうか。そこに人がただ生きてあることの価値はみえてくるだろうか。

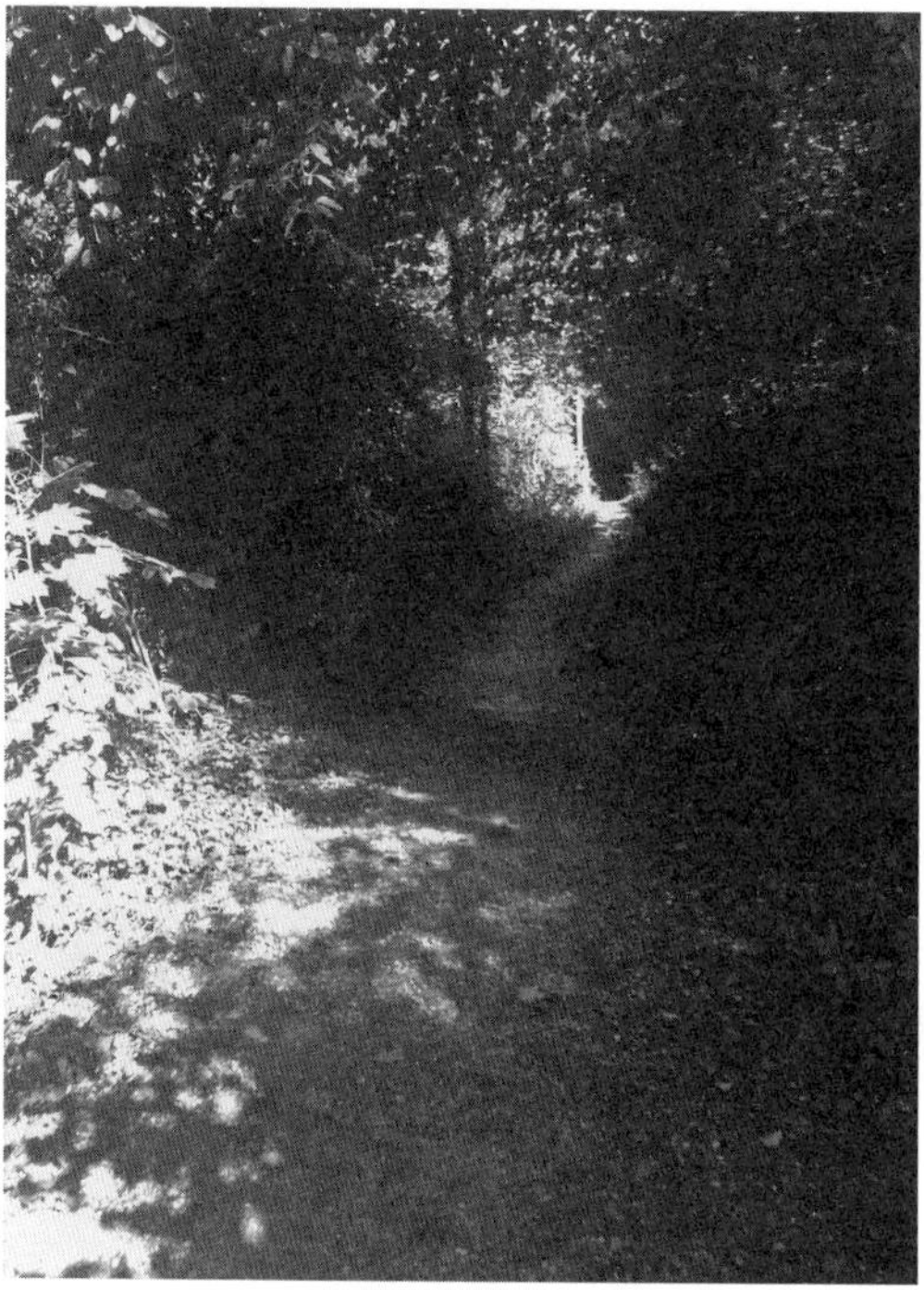

Ⅳ 傷のある風景

傷を愛せるか

物語は、傷口の縁をなぞり、ただその周囲を語ってまわることしかできない。言葉は痛みの生々しさをほのめかすものの、傷はまさに身体のものとしてあり、その屈辱と不安と喪失感を言葉は決してとらえることができない。

――アーサー・W・フランク『傷ついた物語の語り手』

ベトナム戦没者記念碑

白昼夢を見た。

米国の首都ワシントンＤＣの、ベトナム戦没者記念碑（正確にはベトナム帰還兵記念碑 the Vietnam Veterans Memorial）がある一帯に、突然ブルドーザーがやってきて、大量の土が運び込まれる。その土で記念碑が埋められ、整地され、たくさんの木が植え込まれる。木はすくすくと育ち、やがて緑豊かな林がこんもりとできあがる。

そんな光景が目の前に広がる。鮮やかすぎて、わたしは自分の脳が生み出すイメージにとまどう。なぜ、そんなイメージが浮かんでくるのか。

ワシントンＤＣからニューヨークに戻るバスの中だった。

ベトナム戦没者記念碑は一九八二年に建造されたが、デザインや設計者をめぐって激しい論争が起こったことで有名である。論争をふくめ、建造までの紆余《うよ》曲折は、ベトナム戦争をめぐる米国の公的な記憶のあり方の複雑さや揺れを示しているといわれる。(1)わたしもずっと以前から関心をもっていて、大学院での講義でも毎年あつかい、文章にも書いてきた。(2)けれども、実物を見に行く機会はこれまでなく、ようやく二〇〇九年の春、訪れることができたのだった。

長いあいだ気になっていた記念碑を、訪れることができる。自分の中からどんな反応が起きるのか、どんな感情や感覚、思索がわくのか、興味があった。もっと率直にいえば、どんなに感動するだろうと思っていた。けれども実際に記念碑の前に立ってみたとき、わたしは自分の中から感動がわき起こらないことに気づき、あせった。正直な感想は、「なんだか、みじめだなあ」というものだったのだ。

記念碑の建造に、帰還兵をふくめて多くの反対意見が出たことも、最後まで論争が収まらなかったことも、無理がないなあと思った。わたしが帰還兵だったとしても、反対したかもしれないと思った。

その碑がどのようなものか、わたしにはわかっていたはずだった。文献で調べたし、本やインターネットで写真もたくさん見た。拙著でも以下のように記述している。

「記念碑のデザインは、黒い御影石で造られた二つの壁が、一二五度の角度で接合しV字型を形成しているものである。リンカーン記念堂やワシントン記念塔など、周りの国立記念建造物がほとんどすべて白い石材で造られ、遠くから見えるようになっているのに比べ、ベトナム戦争記念碑は、傾斜面の地表より低いところに、土にのめり込むように造られている(3)」

読み返してみても、実物はそのとおりである。

ちなみに設計者マヤ・リンは当時、二一歳のイェール大学の学生だった。大学の「喪の建築」という課題に提出した作品が、匿名参加によるコンクールで選ばれたのである。デザインをめぐる論争と絡んで、中国系米国人の彼女には、帰還兵の心情を理解できない「他者」「アジア人」「女性」「子ども」という視線がずっと投げかけられつづけた。


わたしは、自分が予想外の反応をしていることにとまどった。あんまり大きくないんだ。ほんとうに地下にのめり込んでいるんだ。戦没者六万人近くの名前の彫られた黒い御影石は、たしかに墓石だ……。

その場に立って強く感じたのは、天にそびえ立つような白亜のワシントン記念塔とのコントラストだった。V字の壁の全長一五〇・四二メートルというと小さくはないが、巨大な記念塔の足元では、ちっぽけに見える。

なによりも身体に響いたのは、「低さ」の感覚である。下っていくこと、地平線より自分が下にいることに、自分の身体がこれほど反応するとは思っていなかった。世界が自分の頭より上にあり、碑のずっとむこうの地面を歩く人たちの足も木の根っこも見上げることになる。攻撃されやすい感じ。包囲されている感じ。上から踏みつけにされても逃げようがない感じ。視野が狭まる。高いところからだと周囲を俯瞰《ふかん》できるのとは逆に。

「見下げられている」という言葉は、軽蔑《けいべつ》されているという意味をもつ。それは比喩《ひゆ》的な表現だが、物理的な高低と無関係ではない。権威を示すため、法廷で裁判官は上の段にいる（そうではない国もあるし、法廷の種類によっても異なるが）。車いすに乗った人がしばしば無視されたり、子どもあつかいされるのも、相対的な位置の低さが関与している。ベトナム戦没者記念碑の場合、低いどころか地下にのめり込んでいる。

当然遠くからはなにも見えず、ワシントンの景観から隠されている。

また、ナショナル・モールといわれるこの一帯は、ワシントン記念塔を中心に水壇が広がり、直線上にリンカーン記念堂まですっきり見通せるが、その直線から斜めにはずれた場所に碑が位置することも気になった。[4]

ほんとうに傷なんだ。曝《さら》されたままの傷。

関連文献で読んだ記念碑の黒い壁が「恥や悲しみや堕落、無力さを想起させる」というのは、大げさな解釈ではないかと思っていたが、たしかにそう見える。傷だとは知っていたものの、そこに凄《すご》みのある美を感じられるとわたしは期待していたのかもしれない。ところが実際に感じたのは、しみじみとしたみじめさだった。長いあいだ講義で取りあつかってきていたために、わたしは過剰な期待を記念碑にもちすぎていたのだろうか。

設計者のマヤ・リンは、完成後、記念碑を訪れて、こう述べた。

「そこで友人の父親の名前を探し当てたとき、私はその名前に触り、泣いてしまいました。私は［壁の］訪問者のひとりとなり、そして私が構想した筋書きどおりに私自身が反応していたのです(5)」

わたしは感動しなかった。みじめだと思った。けれども、それもまた別の形で、リンが構想した筋書きどおりの反応だったといえるかもしれない。リンのデザインはたしかに斬新だった。抽象化され、芸術的に美化もされている。けれども傷は傷である。美しい傷など、実際にはまずありえない。傷は痛い。傷はうずく。血が流れ、膿《うみ》が出て、熱をもち、ウジがたかり、悪臭を放つことすらある。傷はみじめで、醜い。見にくくもある。だから見たくない。自分の傷をもてあまし、目を背ける。傷をさらけ出す人間には嫌悪感を覚える。

リンは傷にたいする人びとのそういった否定的な感情をもふくみ込んだ上で、記念碑をまぎれもない傷跡としてデザインした。

そしてわたしが白昼夢を見たのは、こんなにみじめな「傷跡」が、議論を巻き起こしながらも完成にこぎ着け、いまも破壊されずにあること自体、一つの奇跡のように思えたからだと思う。

米国の博物館は、たいてい自国の歴史を、正義と勝利の輝かしいものとして描いている。ワシントン大統領の時代の先住民の虐殺も、一九世紀以降つづく他国への介入も、進歩と文明の名の下で正当化されてきたし、いまも「正義の味方」として強いヒーロー的な自画像を自国に与えている。ベトナム戦争は唯一「負け」に終わった戦争であり、正当化の論理に疑義を呈されつづけてきた。米国の歴史の「汚点」「恥」である。その痕跡が、男根的象徴ともいうべきワシントン記念塔のすぐそばに、半ば隠れた形でありながら、だからこそ逆に傷としての意味を先鋭化させる形で刻みつけられ、残されているのである。自分たちはいつも正しいと信じたがっている誇り高き米国の権力者たちが、それを許容してきたわけである。感動ではなく、静かなおどろきのようなものが、わたしの身体を充たしてゆく。

わたしは以前拙著で、戦場となって三〇〇万人近くが死亡し、四〇〇〇万人近くが負傷したというベトナム側の被害や、沖縄など米軍基地周辺の女性たちが当時米兵から受けた暴力にふれ、記念碑をめぐる論争も、「大きな否認の上に成り立つ、些細で自閉したもの」に見えると記した(6)。大学の講義でも「記念碑にベトナム人の戦没者の名前を加える可能性はないだろうか」という議論をしたりする。けれど、それがどれほどありえないことなのか、考える余地もないことなのかが、ナショナル・モールに足を運ぶと身にしみてよくわかる。

地上高くそびえ立つのか、地下にのめり込むのか。ナショナル・モールのメインの直線上で存在を主張するのか、斜めにはずれた「窪地」にひっそりたたずむのか。燦《さん》然《ぜん》と輝く白なのか、痛みをたたえる黒なのか。そういった空間配置や色のコントラストがもたらす政治的効果が、現地にいると身体感覚で響いてくる。

記念碑のそばには、具象の三人の男性兵士、三人の女性兵士の彫像が、反対者たちによってあとで建てられている。その兵士たちの像が記念碑そのものを見守っているようで、好ましく思えたのも、わたしには意外だった。「リンの高度なアート作品のあとに、なんて不格好なことをするんだろう」と、男性兵士の像をつくった写実的彫刻家フレデリック・ハートを、わたしはそれまで心のどこかで軽蔑していたからだ。

リンによる記念碑が死者をあらわし、兵士の像が生還者をあらわしている。そう考えてみてもいいのかもしれない。すでに消え去った者を、生きのびて帰ってきた者たちが見守る。生還者といっても、戦争の記憶から解放されることはなく、先に逝った仲間を弔いつづける者たち。

万が一、わたしが見た白昼夢のように、戦没者記念碑が消されるときが来るとしても（碑は取り壊されなくても、ただ埋めてしまえばいいだけのことだ）、そのとき、兵士たちの像はそれを見届けるだろう。彼ら、彼女らは、もう一度、仲間たちが消えていくのを目撃することになるだろう。先に逝く者たちをふたたび呆然《ぼうぜん》と見送ることになるだろう。わたしはそんなことを思った。最終的には、彼ら、彼女らの像も破壊され、瓦礫《がれき》となって、土の中に埋め込まれるとしても。そうやって記念碑一帯の風景がすべて消し去られるとしても。彼らのことをだれも覚えている人がいなくなるとしても。死者がいたことも、目撃する仲間がいたことも、記念碑があったことも、そしてベトナム戦争が起きたことさえも、すべてが忘れ去られるときが来るとしても。

景観の抹消

負の歴史と、そこにある傷の記憶をずっと直視しつづけることはむずかしい。敗北に終わった犠牲は、貴い誇るべきものではなくなる。失敗や判断のミス、自己の欲望や身勝手さ、傲慢《ごうまん》さを指摘され、後悔や怒り、罪悪感や喪失感、無力感といったさまざまな感情が喚起される。だから、いまもベトナム戦没者記念碑を無きものにしてしまいたい人たちは多いにちがいない。記念碑のある一帯の風景を消し去ってしまいたい人も多いにちがいない。

景観・風景（ランドスケープ）の抹消、抹殺はあちこちで起こっている。人びとの記憶を抹消するには、景観・風景を抹消するのが、最も手っ取り早いからだ。(7)

ケネス・E・フットは、『記念碑の語るアメリカ』という本の中で、米国において暴力や悲劇がいかに景観に刻み込まれ、社会の記憶をつくりあげてきたかを分析している。彼は景観の変容を「聖別」、「選別」、「復旧」、「抹消」という四つに分類する。「聖別」は、慰霊碑や記念碑を建て、記憶を永続化させる行為である。「抹消」はその逆で、事件の痕跡はすべて破壊され、消し去られる。「選別」と「復旧」はこの両極のあいだにあり、「選別」はそこで重要な事件が起きたということを示す行為、「復旧」は事件の痕跡を取り払って元の状況や通常の使用に復帰させるものである(8)。

ベトナム戦没者記念碑は、紆余曲折を経ながらも、聖別の空間として生み出されたわけだが、わたしはそれがふたたび抹消される白昼夢を見たことになる。フットも聖別、選別、復旧、抹消は最終的なレッテルではなく、過去を再解釈することによって調整や変更がなされ、抹消された場所が再発見されたり、聖別された場所が抹消されることもあると述べている(9)。

抹消の例としては、大量殺人事件や大火災の現場で、建物が取り壊されたり、更地になったケースが挙げられている。興味深いのがウィスコンシン州でのエドワード・ゲインによる猟奇的な大量殺人事件である。逮捕後、ゲインの家は放火され焼け落ちたが、だれも放火の罪に問われず、その後、松の植林がおこなわれた。フットの本にはその場所の写真が載せられているが、忌まわしい記憶はきれいに抹消され、清々しい松林の風景が広がっている。わたしが見た白昼夢が皮肉だったのは、浮かんだイメージが悲惨な景観ではなく、緑豊かな林という美しいものだったことだが、この写真が潜在的な記憶となっていたのかもしれない。

景観の抹消への強力な動機づけとなるのが、恥辱である。この事件の場合、捕まるまでは犯人のゲインがふつうの住民として暮らしていたことが、とくに恥辱感を共同体にもたらしたと、フットは指摘している。外部者に責任を押しつけることができないため、事件現場を取り壊し、痕跡を抹消することでしか、共同体は事件に距離を取り、無実を装うことができなかったわけである。

もう一つ興味深いというか、わたしが感心してしまったのは、マクドナルドの巧妙な戦略である。一九八四年、カリフォルニア州のサン・イシドロのマクドナルド店で二一人の死者と一九人の負傷者が出る大量殺人事件が起きた。店はじゅうぶん営業可能な状態だったが取り壊され、土地は公共利用のために市に譲渡された。その際、マクドナルドはその土地が商業的に再利用されないことと、その場所でマクドナルドの名称が使用されないことを取り決めに入れた。一年後、数ブロック先に別のマクドナルド店舗が建設され、跡地のほうにはコミュニティ・カレッジの施設が建てられ、慰霊碑が設置された。大量殺人事件後に「聖別」がおこなわれためずらしい例として、フットはその顚末《てんまつ》を詳しく記述しているが、現場になったマクドナルドだけは、事件をめぐる人びとの記憶から、見事にその名を抹消できたわけである。たしかに、「殺人事件はレストランチェーンにとって不可欠な世間的イメージを大きく傷つける」(10)。「マクドナルド大量殺人事件」ではなく「サン・イシドロの大量殺人事件」とその事件が呼ばれつづけるためには、店舗と土地を手放すことなど、企業として安い投資だったにちがいない。

わたしたちは客として店に楽しさや喜びを求めにいく。その場合、そこに負の影を見たくない。食べものをおいしく消化するには、陰惨な血のイメージは邪魔になる。そういったものへの忌避感は、来客数や売り上げ、地価や賃料の低下というあからさまな数値となってあらわれる。したがって企業側も敏感にならざるをえない。

傷がそこにあることを認め、抱え込み、愛しつづけることは、感情の面でも困難なことだが、現代の社会ではイメージ戦略を一歩誤れば、企業は資産価値の低下や経営的な困難も抱えることになる。傷を負った場所は、経済的にも負の価値を与えられつづけるという単純な事実を、この事例は示している。

現在、ユネスコが歴史的建造物や遺跡、自然などを「世界遺産」として登録し、保存するための支援を進めている。いったん世界遺産に認定されると、知名度が飛び抜けて上がり、観光客誘致に絶大な影響をおよぼすので、世界中の多くの観光地が登録してもらおうと手を挙げている。「世界遺産」には、人間の愚かさや、破壊的な記憶を残すため、「負の遺産」として広島の原爆ドームなどを登録し、永久的保存を目指そうという動きもある。「負の遺産」としての登録は、傷の記憶を忘却しないための営みとしてたいへん興味深いものである。が、それもその土地のビジネスの妨げになるかならないか、観光産業の材料になるかならないかといった計算抜きにはありえない。ベトナム戦没者記念碑は、そういう意味でも「負の遺産」＝「傷跡」の保存の、稀有《けう》な成功例である。

〈手当てされた風景〉

傷の記憶が抹消されていく流れに、もっとささやかなレベルでだが抵抗し、景観を聖別・選別しようとする動きを描いた作品がある。天童荒太作『包帯クラブ』（ちくまプリマー新書）である。二〇〇六年に出版され、映画化や漫画化もされ、若い人たちに広く親しまれている物語だ。

主人公の女子高生ワラは、ディノという不思議な男子高生との出会いをきっかけに、自分が傷を受けた場所に包帯を巻いてもらうことで、少し心が軽くなることに気づく。「何もなかった空間なのに、包帯が巻かれたことにより、さっきまで赤い血を流していて、いままさに、きれいに手当てがされたように見えた」

ワラはタンシオ、ギモなど親しい友人とのあいだでその効果を試しあい、やがてディノや、仲たがいしていた友人リスキも加えて「包帯クラブ」を結成する。傷ついた人からの相談をネットで募って、傷ついた場所に包帯を巻きに行き、〈手当てされた風景〉をデジタルカメラで撮影し、相手のアドレスに送るという活動を始めるのだ。

もちろん、彼女たちは包帯を巻くことで、すべての傷を癒やせるわけではないことを知っている。「巻けます、効きます。人によります。」というキャッチフレーズは、そういう意味で秀逸だ。

いろんな傷がある。傷つけられた傷だけでなく、傷つけてしまった傷、友人が傷ついているのに気づかず追いつめてしまった傷、傍観者としてなにもできずに見ているしかなかった傷などが、物語の中で描かれる。

たとえば、神社の近くで痴漢に遭い、犯人が捕まったあとも、家から一人では出られなくなっている女の子がいる。そんな深い傷にできることはほとんどないと彼女たちは思う。だが、〈傷〉と名をつけ、「痛いでしょ」といたわりを伝えることだけはできると考える。

迷いもある。打ち明けられた相談は正直なものなのか、と疑う。「治ってほしいと思って巻く包帯だもん、本当でなきゃ悲しいよね」と思う。けれども「疑うより、どんな小さな傷でも、巻きに行ける場所なら」行ってみる方針にする。

自分が万引きしたせいで文具店がつぶれたんじゃないかと悔やむ子のメールが来る。要望に応じたら、万引きした人間を許すことになってしまわないかと疑問が出るが、

「でも、うちらが、人を裁くこともできないよ」と話し合って、考え直す。

そうやって、他者の傷や痛みを知ることで、彼女たちの世界は広がっていく。自分の傷つきや繊細さにのみとらわれて、こわばっていた内面が、ゆっくりとほぐれていく。

けれど、やがて「町のあちこちに薄汚れた布が放置され、町の景観をいちじるしく汚している」ということが市内で問題にされる。包帯を巻いてもらった相談者からも、「何も変わらずにがっかりした」「かえって腹が立った」「結局わたしの傷で遊んだだけでしょ」といった返信がホームページに届く。補導されて家族に迷惑がかかるのを恐れ、包帯クラブは活動を停止せざるをえなくなる。

ワラは学校で事情聴取を受ける。そこで彼女は「自分たちではない」と堂々と否定する。自分たちが巻いたのは、「薄汚れた布」ではなくて真っ白な包帯であり、自分たちが残したのは、「いちじるしく汚れた景観」ではなくて、〈手当てされた風景〉なのだという確信があったからだ。

風景は、実際に事件や被害を受けた場所でもあるが、また同時に心象風景、心の中の景観でもある。前述の家から出られない女の子に関して、ワラはいう。

「……相手が心に抱えている風景が、血まみれの廃墟《はいきょ》のようなものだとすれば、そこに純白の包帯を置くことで、風景が変わって見えることもあるんじゃないだろうか……」

わたしは、自分の見た白昼夢が、ひょっとしたらわたし自身の疲れからきているのかもしれないと、ふと思った。

ベトナム戦没者記念碑が埋められたのは、臨床現場で傷を負ってきた人たちにたくさん接しすぎて、もう傷を見たくないという自分の願望から出ているのかもしれない。緑豊かな林が出てきたのは、わたし自身が「血まみれ」の場所から逃げ出して、きれいな自然の中で癒やされたいからかもしれない。自分の傷つきや絶望感を、記念碑の風景にただ投影していただけなのかもしれない、と。

臨床現場だけではない。研究でも大学の授業でも、読む文献、あつかう映像作品などは、世界の悲惨なトラウマばかりである。また、見知らぬ被害者の相談のメールや活動支援の要請もしばしば来る。とくに性暴力やＤＶの問題についてはまだまだ社会の理解が少なく、専門家が少ない。被害者の権利擁護も回復支援も、これ以上被害者をふやさないための予防も、あまりに課題が山積みで、支援の依頼は多い。けれどわたしにも余力がないため、要請を断わらざるをえない。相手に見捨てられ感や裏切られ感を与えてしまうだろうなあと思い、そのことに（どれだけ感じないよう努力しても）罪悪感が残り、なにもできないのに（できないからこそ）消耗していく。

トラウマにかかわる仕事をする場合、こういった「二次的外傷性ストレス」や「燃え尽き」が起こりやすいことはよく知られている。わたしも相談員や支援者向けの講演や研修の場で注意を促すし、自分でも「トラウマ漬け」にならないよう、休養や楽しい時間をもち、バランスを保つことを心がけている。それでも無力感や疲労感はしんしんと積もっていく。

『包帯クラブ』はそういうわたしにも、そっと包帯を差し出してくれた気がした。「専門家」だって傷つくよ、傷に慣れることなんてないんだよ、自分の傷なんて被害者に比べたらたいしたことない、なんて思わなくていいんだよ、と。「専門家」だって、包帯を巻いてもらっていいんだよと。

原点に戻る

ベトナム戦没者記念碑を訪れる前、わたしは日本でトラウマに関する学会に出ていた。被害者の原点に寄り添った、熱心な臨床家が設立当時から多い学会ではあるが、知識が専門化していくにつれ、方向性がずれてきている気がしてならなかった。

たとえば、「ポスト・トラウマティック・グロース（外傷後成長）」という言葉がある。心に傷を負ったあとの人間としての成長という意味である。人は傷によって弱められるだけではない。それによって学び、成長することもある。直感的には、おそらくだれもが理解し大切だと思い、そこに希望を見いだすだろう。わたしもそうだった。けれども研究の俎上《そじょう》に載ったとたん、その概念は測定や評価可能な「因子」となってしまう。「外傷後成長」の定義が決められ、「成長」の指標となる項目が選ばれ、「外傷後成長」度を測る質問票が作成される。質問票には「信頼性」や「妥当性」が求められるので、傷を負った人たちの協力を得て、くりかえし測定がおこなわれる。そして「病前性格」やＰＴＳＤ（心的外傷後ストレス障害）症状の重さ、抑うつ度や社会的活動度などとの比較がなされ、相関関係が調べられる。そういった研究プロセスを学会のシンポジウムで紹介していた発表者の一人が、「自分がなにをしているのか、わからなくなってきた」とポロッとこぼしていたが、わたしもまったく同感だった。

同じようなことが「レジリエンス」という言葉にもいえる。「レジリエンス」とは、傷への抵抗力、回復力、復元力といった意味で、最近トラウマ研究でも注目されている。人間が傷をただ受けるだけの存在ではなく、打ち勝つ力をもつ能動的な存在であるという捉え方や、その自然回復力に目を向けるのは、大切なことである。ただこれも研究が進むにつれ、たとえばその個人差が明らかになってくれば、「トラウマを負ったあと、なかなか回復しないのは、その個人のレジリエンスが低いからだ」といった自己責任・被害者非難の論調に簡単に転化しかねない。

学会では米国の専門家による招待講演もあり、イラク戦争に参加した米兵のPTSD研究の紹介がされていた。講演を聞きながらわたしは、「トラウマ研究はいつから、戦っても傷つかない人間をふやすための学問になったのだろう」と思った。潤沢な予算がPTSDの予防や治療の研究につぎ込まれることと、平然と戦地へ兵士を送り出すことは、米国では矛盾しない。米兵のPTSDの有無や危険因子は調査され、発症予防や早期回復のための対策は練られるが、派兵をやめようという提案にはならない。イラクの人たちのPTSDについては調査どころか、言及さえなされない。そのことに違和感をもつ人はいないのだろうかと周囲を見回すが、みんな熱心に講演に聞き入っている。孤立感を覚える。

もちろん調査研究の結果は、トラウマの本質の解明や、より効果のある治療の提供に役立つことだろう。臨床医学の学会で反戦を訴えても仕方がないし、招待された専門家相手に米国の政策批判をするのも意味はない。役に立つ内容だけ、選択的に取り入れればいい、そう自分にいい聞かせ、わたしはただ黙って聞いていた。根本的な質問をしてさらなる孤立感を感じるのが怖かったのかもしれない。

ＰＴＳＤという疾患概念が、ベトナム帰還兵の研究からきたことはよく知られている。けれどもその研究は、さらなる戦争をも、さらなる兵士たちの受傷をも止めることはできなかった。ベトナム帰還兵の記念碑を訪れ、その一帯の風景が抹消される白昼夢をわたしが見たのは、この学会の直後だったことにも遠因があるのだろう。

『包帯クラブ』は、そんなわたしを原点に戻してくれたような気がした。

「……名前がつけられたんだよ、〈傷〉だって。傷を受けたら、痛いしさ、だれでもへこむの、当たり前だよ。でも、傷だからさ、手当てをしたら、いつか治っていくんじゃない」

とタンシオは言う。そんな単純なモデルで精神医療をされたら困るよ、と専門家たちから批判を受けそうだ。たしかに「傷だから、手当てをしたら、いつか治っていく」というのはかならずしも事実ではない。ではどうだろう。ディノが昔負った深い傷にたいして、

「何にもならないのはわかるよ。何にもならないことの証《あかし》としてでも巻いていこうよ」

という、ワラの言葉は。専門家なのに、小説の中の高校生の活動から学んでどうするの、という批判的な声がまた聞こえる。でも包帯クラブの活動で、なぜだめなのか。そもそも精神医療やトラウマ治療は、包帯クラブのレベルのケアをきちんと提供できているのだろうか。

傷として名づけること。手当てされた風景を残すこと。それでも「何にもならないこと」もあるという事実を認め、その「証」を残すこと。

包帯クラブの迷いや悩みは、そのままトラウマ治療の迷いや悩みでもある。傷の深さや、真実のありか、倫理的判断のむずかしさ。治療者側が感じる無力感や罪悪感。包帯クラブのメンバーに出せなかった答えは、トラウマ治療の専門家にも出せない。けれど専門家だからこそ、無理やり線を引き、答えを出そうとして、よけいに相手の傷を深めてしまったり、無視してしまったりしていないだろうか。専門家だからこそ、自分たちが迷い、悩んでいることを、そして自分たちも傷つくことを隠そうとしていないだろうか。

傷を愛せるか

傷を愛せるか。心の傷にもいろんな傷がある。擦り傷、切り傷、打撲傷。自傷、他傷。傷つけられたという傷。傷つけてしまったという傷。いつまで経っても治らない傷、かさぶたがすぐ剝がれる傷、どんどん合併症を起こしていく傷、感染を起こす傷、肉芽が盛り上がり、ひきつれて、瘢痕《はんこん》を残す傷、身体の機能不全を起こす傷。

傷は痛い。そのままでも痛いし、さわられると、もっと痛い。

傷を愛することはむずかしい。傷は醜い。傷はみじめである。直視できなくてもいい。ときには目を背け、見えないふりをしてもいい。隠してもいい。大人になったディノは映像ジャーナリストとして、傷つけられた世界の風景を「目撃」し、記録しつづけているが、だれもがその強さをもつ必要はない。ただ、傷をなかったことにはしないでいたい。

傷のある風景から逃れることはできるかもしれない。傷のある風景を抹消することはできるかもしれない。けれども傷を負った自分、傷を負わせた自分からは、逃げることができない。記憶の瘢痕から身体が解放されることはない。ベトナム戦没者記念碑の黒い壁を見つめる兵士たちの像が重い荷を背負いつづけ、疲労の影を顔に深く刻みこんでいるように。

それでも、人は生きつづける。ギモは大人になって、自分の店をもつ。昔、ワラたちからもらった写真、包帯でぐるぐる巻きにされた人体模型の写真を、彼は生涯のお守りとして店に飾る。〈手当てされた風景〉を毎日眺めることで、彼は彼らしく生きていくことができる。

傷がそこにあることを認め、受け入れ、傷のまわりをそっとなぞること。身体全体をいたわること。ひきつれや瘢痕を抱え、包むこと。さらなる傷を負わないよう、手当てをし、好奇の目からは隠し、それでも恥じないこと。傷とともにその後を生きつづけること。

ベトナム帰還兵たちが傷とともに長いその後を生きつづけるさまを描いた、『アメリカの森　レニーとの約束』という映画がある。(11) 帰還後、何年経っても社会にはなじめず、森の奥深くで、すでに老いはじめた帰還兵たちがそれぞればらばらに自給自足に近い暮らしをしている。そのうちの一人ジェイクもいまだに戦争の記憶にさいなまれているが、肺がんを患った元部下のレニーから少女リンを預けられる。ジェイクとリンはとまどいながらも親子のような絆を育てていく。森の住人の一人レッドは、戦争当時、ベトナムの少女に手榴弾《しゆりゆう》を投げられ、顔に醜いケロイドが残っている。彼は、ベトナム人の血を引くリンと過去の敵との区別がつかず、森の中で彼女を追いつめ、命の危険にさらす。しかし、自分の仕掛けた罠《わな》でひどいけがをして倒れたレッドを、リンは必死で助けようとする。レッドの顔のひきつれた傷痕に、やさしく掌を当て、愛おしそうになでるリン。レッドはその手に自分の手をおずおずと重ね、涙をこぼす。

死ぬ間際になってレッドの深い傷は、初めて認められ、手当てを受け、愛され、癒やされる。

映画は、ベトナム戦没者記念碑をジェイクが訪れるところで終わる。記念碑は、レニーが以前訪れ、死んだ戦友たちのことを考えて自殺を思いとどまり、リンが生を受けるきっかけとなった場所でもある。ジェイクもまた、記念碑の黒い壁に刻まれた仲間たちの名前に手を当てる。そのジェイクの姿も黒い壁に反射して映り、壁に包み込まれる。

傷のある風景が残りつづけることによって、人はときに癒やされる。終わらない、長い「戦後」がそこに記される。

くりかえそう。

傷がそこにあることを認め、受け入れ、傷のまわりをそっとなぞること。身体全体をいたわること。ひきつれや瘢痕を抱え、包むこと。さらなる傷を負わないよう、手当てをし、好奇の目からは隠し、それでも恥じないこと。傷とともにその後を生きつづけること。

傷を愛せないわたしを、あなたを、愛してみたい。
傷を愛せないあなたを、わたしを、愛してみたい。

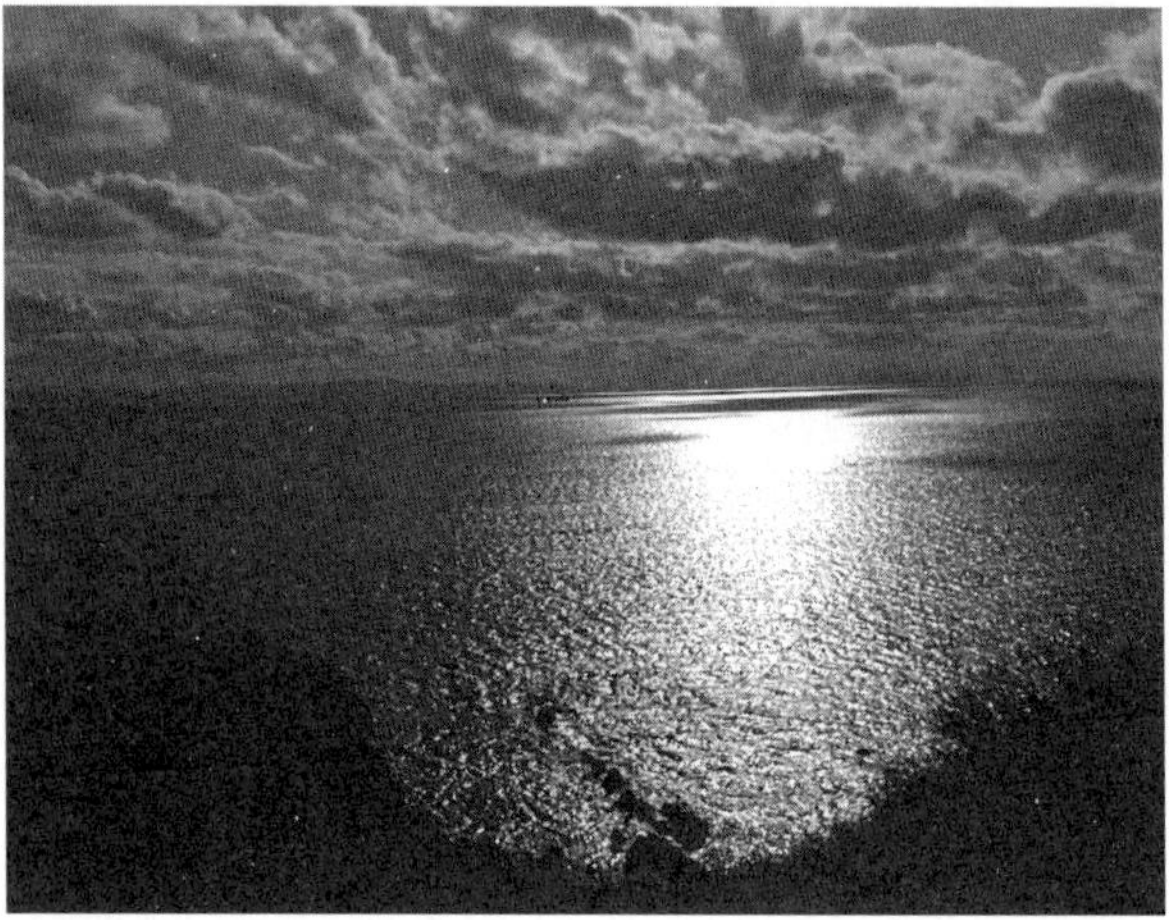

注

(1)このあたりは、マリタ・スターケン『アメリカという記憶——ベトナム戦争、エイズ、記念碑的表象』（岩崎稔ほか訳、未來社、二〇〇四年）、生井英考『負けた戦争の記憶——歴史のなかのヴェトナム戦争』（三省堂、二〇〇〇年）、白井洋子『ベトナム戦争のアメリカ——もう一つのアメリカ史』（刀水書房、二〇〇六年）などに詳しい。

(2)宮地尚子「ベトナム帰還兵とは誰のことか?」『トラウマの医療人類学』みすず書房、二〇〇五年、三四—四四ページ。

(3)同前、三六ページ。

(4)ただ立地条件としては、ワシントン記念塔とリンカーン記念堂のあいだに位置し、市街からもホワイトハウスからも近く、たいへんアクセスしやすい場所であり、見学者が絶えない一因になっている。

(5)*National Geographic*, May 1985, p.557. 日本語訳は白井『ベトナム戦争のアメリカ』、一七五ページ。

(6)宮地「ベトナム帰還兵とは誰のことか?」『トラウマの医療人類学』、四二ページ。

(7)たとえば、ドキュメンタリー映画『ルート181』（ミシェル・クレイフィ／エイアル・シヴァン監督、二〇〇三年）は、イスラエルがアラブ系の人たちの住んでいた家や街並みを取り壊し、風景を一変させることで、国家の記憶を書き換えようとする様子を描いており、震撼《しんかん》させられる。

(8) ケネス・E・フット、和田光弘ほか訳『記念碑の語るアメリカ——暴力と追悼の風景』名古屋大学出版会、二〇〇二年。

(9) 同前、二〇一ページ。

(10) 同前、一八四ページ。

(11) 原題は *Missing in America*。ガブリエル・サヴェージ・ドクターマン監督、二〇〇五年。

あとがき

自分の文章に励まされるということが、ときどきある。書くというのは、そのためなのかもしれないと思ったりする。この本を読んでくれる人に、同じ効果が少しでももたらされるなら、とてもうれしい。

エッセイ集を書きませんか。突然の連絡で、そういってやって来たのが編集者の西浩孝さんである。

傷を抱えながら生きるということについて、学術論文ではこぼれおちてしまうようなものを、すくい取ってみよう。だれもが言葉にならない痛みを抱えている時代だからこそ、旅での些細《ささい》な出来事や、映画やアートなどから見えてくるものがあるのではないか。人が傷つけ、傷つきあって生きていくなかではぐくまれる智慧や、傷を抱えるからこそ気づくことがあるのではないか。……話が合い、企画はトントン拍子に進んだものの、わたしのほうがほかの雑事にまぎれて、いつまでも筆が進まなかった。結局、米国での在外研究の一年を挟み、予定より三年遅れてできあがった。西さん、お待たせしました。どうもありがとう！

第二部は、米国滞在中、『週刊医学界新聞』で連載したものが元になっている。連載のきっかけをつくってくれた医学書院書籍編集部の白石正明さん、連載時の担当編集者の中嶋慶之さんも、どうもありがとう！　米国滞在に関しては、Fulbright奨学金の選考委員や事務局の方々、受け入れ先の恩師Judith Hermanさん、そしてボストンでのソウル・ファミリーのMike LewとThom Harriganに、たいへんお世話になった。I thank you very very much!

表紙には、「傷を愛せるか」で取り上げたMaya Linのベトナム戦没者記念碑のスケッチを使わせていただいた。彼女と面識はないが、感謝と敬意を表したい。また、装幀を手がけてくださった気流舎図案室の加藤賢一さんにも感謝したい。

本書の執筆は、多くの友人、同僚、そして家族からの温かい支援と協力なしには不可能だった。これまでと同様、個々の名前を挙げることは控えておくが、最大の感謝を捧げたい。さまざまな旅先で出会った人たち、臨床現場で出会ったクライアントの方たちへも。

冴えた夜空の北極星を見つめながら。

二〇〇九年一二月

宮地尚子

文庫版あとがき

自分の本が文庫化されるのは初めてなので、とてもうれしい。あとがきに書きたいことはそれに尽きる。が、それで終わってしまっては小学生の作文にさえならないので、少し付け足したい。

私にとって、文庫本というのは、旅の道連れという印象が大きい。かばんにしのばせ、時折取り出して読む本。とくに電車などでの移動中。適当にページを開き、一章分を読み終えると、しおりを挟み、目を閉じる。忘れていた記憶や、心の奥にしまってあった風景が蘇ってくる。日常のささやかなできごと。けれども、心の奥にひっかかったままの情景。しばらくして、目をあける。窓の外の景色はさっきからすっかり変わっている。現実の自分は、どこか別のところを移動していることに気づく。

文庫化にあたって増補したエッセイは、「記憶の淵から」という章にまとめている。校正の際に、全体を読み返してみて気づいたことは、オリジナル版では行間に隠れていたことが、あとになって結晶化され、別のエッセイとなっていくということである。種明かしというわけでもないのだが、まだ記憶の淵から湧き上っていなかったことなどが、時間差を経て、浮かび上がる。そういう仕掛けになっていたのかと、書いた私自身が読み返して驚いている。

両親のことについては、すでに亡くなったから書けたということもあるかもしれない。母が人質になったことについては、母が生きている間にきちんと聞いておけばよかったのかもしれない、と思いつつ、いや、やはりこれでよかったのだと思う。記憶は定かではない。改変されることもないわけではない。けれども、そんな揺ぎを含めて、過去のさまざまな時期の自分が影響しあい、今の時間を生きている。幼い自分、思春期の自分、子育て中の自分、さまざまな時間を前後行き来しながら、今の自分を生きている。

この本の中でも、時間の流れは前後を行き来し、地下水脈のように混じり合っている。読者の方々とも、そのような時間の流れを共有できるとしたら、望外の喜びである。

る。

　表紙デザインは、加藤賢一さんが『傷を愛せるか』のオリジナル版に引き続いて担当してくださって、光栄である。前回とは全く異なる素材やデザインでありつつも、通底する何かを、きっと読者の方々にも感じてもらえると思う。

　解説は、天童荒太さんにお願いすることができた。天童さんの作品、『包帯クラブ』については、「傷のある風景」で引用させていただき、支援者が抱えがちな無力感や、傷への向き合い方について考えたので、とてもありがたい。二〇二二年に出た続編『包帯クラブ：ルック・アット・ミー』でも、登場人物たちは変わりゆく世界の中で、時に徒労感や罪悪感にとらわれながら、自分にできることを模索し、人間として成長し続けている。

　以前、私はある人に、「身を削って仕事をしているようなところがある」と言われたことがある。自分ではそのようなつもりはなかったし、むしろ、たくさんの人を見捨ててしまう、自分勝手な人間だと思ってきた。そのこと自体がすでに巻き込まれていているということなのだが、あらためて私もよいバランスを取り戻しつつ、成長していきたい。そして、弱さを抱えたままの強さについて、考え続けたい。

文庫化を企画・編集してくださった永田士郎さんには、心から感謝したい。なまけ者なので、原稿は依頼を受けて書くことがほとんどなのだが、その時々に原稿を依頼してくださった方々にも感謝する。

いつものとおり、一人ひとりの名前をあげることは控えさせていただくが、私を支えてくれている家族や友人、同僚や後輩、学生にも、ありがとうを伝えたい。いっしょに両親を看取った姉には、格別の感謝を！

傷を抱えるすべての人に、この本を捧げる。

二〇二二年八月

解説　切実な告白と祈り

天童荒太

読み進めていくうち、正直な文章だと感じ入った。正直であろうと、意志をもって努めている文章、と言うべきかもしれない。

著者は、精神科医、医学博士であり、臨床でカウンセリングもおこなっていると述べている。私の勝手な想像だが、もしかしたら「書く」ということにおいても、意識的に（あるいは無意識にか）、患者と向き合うときのような態度で臨まれているのかもしれない。

自分が体験したこと、目にした情景や、事のいきさつ、そのときどきの感情、内面で揺れ動く心情、経験を通して考察した結果……等々を、正確に記そう、無理な背伸びをして、言葉を飾ったり、勢いで書き放したり、慣用的な表現を用いたりすることなく、たとえ煩瑣《はんさ》になってもいいから、誠実に言葉と向き合おうと努めていることが伝わってくる。

実際には煩瑣となるどころか、とても読みやすい文章となっているのは、自分の外側と内側それぞれで経験した事象を、あくまでみずからが掴みとってきた言葉で語り通そうという、強い意志に貫かれた賜物《たまもの》だろう。だから、書かれている内容、ことに自身の揺れる心情や、考察を尽くしたのちの発見が、しぜんと心に染み入ってくる。（ただしⅢ章に関しては、他の章の執筆から少し時間が経過しているらしく、意志は言葉の中に溶け込んで、内容も含めて、練達の文章となっている。）

著者は、世界にまで広げられている活動を通して、人間の精神的な面における［幸福］について考察し、どうすれば心に重い傷を負う当事者が、［幸福］を感じ取れるようになるのか、社会にできることは何かと、専門家として模索されている。けれど、「専門家だからこそ、無理やり線を引き、答えを出そうとして、よけいに相手の傷を深めてしまったり、無視してしまったりしていないだろうか。専門家だからこそ、自分たちが迷い、悩んでいることを、そして自分たちも傷つくことを隠そうとしていないだろうか。」

と内省されている言葉に、この著作全体のトーンは集約される。

心の傷に向き合う専門家として、自分を含めて医療者たちの、そして医療という技術の、疑問と限界を告げていることは、勇気のいる告白だろう。

単行本のおりのプロフィールおよびネットに上がっている著作を拝見すると、トラウマ、ジェンダー、性的支配、民族浄化、ＤＶ被害者、多重人格者、性的虐待、などの、心がすくむような文字が目を打つ。

私自身、いくつかのテーマを小説に取り上げた経験がある……というか、ほぼすべての拙著に心に何らかの傷を負った人物が登場する。私の表現スタイルを述べるのは恐縮だが、登場人物に憑依するように、その人物の体験を、わがことのように受け入れて書く、ということをおこなってきた。完全に傷を追体験できるわけがないのを承知で、自分を追い込むような精神的作業は、何も見えない海の底に潜って、暗闇の底でようやく灯っているささやかな光の粒を手さぐりでつかみ、窒息ぎりぎりで上がってくる感覚であり、精神だけでなくからだにも重い疲労が残り、いまより経験が少ない頃は、もう潜りたくない＝もう書きたくない、と毎日のように思っていた。

医療者や研究者は、患者や研究対象者とは一定の距離をとり、私のようなアプローチは避けるだろうけれど、患者や研究対象者の痛みや苦しさに、まったく心を添わせずにいられるとも思えない。むしろ強く共感し、なんとかしてあげたいという想いが、医療行為や研究に駆り立てるのであろうから、上記のような重いテーマを複数自らに課しておられる著者の仕事や内なる心労を考えると、思わず吐息が漏れる。

だから著者は、あえて限界を打ち明けたのかもしれない。自分の仕事が大変だからではなく、なぜ、こうした人々の命や心をさいなむ出来事が、いまだに減らないのかと嘆いて。

大人になって、医師になって、専門的な知識と技術を身につければ、人の命や心を守り、安心感を与え、傷を癒すことができるはず、と思っていたけれど、「手をこまねいたまま観ているしかないときは多い。」「大人になっても、医師になっても、自分が変えられることなどごくわずかでしかないことを思い知らされつづける。」

と打ち明ける。また彼女も一人の生活者であり、家族があり、仕事が終われば、「医師という衣を脱いで、自分の日常生活に戻っていかなければいけない。」

また、世界のすぐれた頭脳が集まっている地域を歩いているとき、ふと思う。

「こんなに賢い人がたくさん集まっているのに、どうして、世の中はよくならないのだろう。もっと幸せな社会にならないのだろう。」

著者は、最終的には、患者をはじめとした人々の幸せを、祈るしかない、ときには見ているしかない。でも見ているよ、ということは伝えたいと思う。

「見つめているよ。喪失は簡単には埋まらないだろうけれど、それでもいいよ、急がないで、ずっと見ているから、見ていることしかできないけど。」

「喪失を認め、受け入れることは、新たな生活に向かうために必要だが、けっしてたやすくはない。けれども、幸せを心から祈ってくれる「だれか」がいれば、被害者自身も幸せになりたいと願いつづける勇気、なれるかもしれないという希望を取り戻すことができる。」

見ていること。その幸せを祈ること。これは対人関係において、最終的な愛の態度だと思う。たとえば、成長してゆく子どもへの、親の態度がそうであるように。

医療に限らず、科学や政治や各種の発明・開発によって、何でもできる、は言い過ぎでも、何とかなる、と人々は、また世界は、思い上がってはいないだろうか。

医療や科学の限界は、人間の限界でもある。それを人々も世界も認めたほうがいい。

だからどうするかを改めて考えるために……国や宗教を超え、役職や専門家の枠を超えて、よりよい世界のため、共に生き、共に支えるために、何ができるのかと。（Ⅲ章の「泳ぐ」ことに関する一文は、人の相談に乗る、カウンセリングをすることのメタファーになっているが、人が生きてゆく際の大切なアドバイスにもなっている。）

人間も世界も不完全だ、ひどいこと、つらいことも起きる。わたしたちは、傷つきやすく、もろく、受けた傷が完全に回復することも難しい。それでも生きていこう、お互いに、見ていること、幸せを祈ることはできるから。それが力づけとなること、支えになることもあると信じられるから……そんな著者の、専門家として勉励を重ねてきたはずなのに、いや、だからこそ、限界を認めた上での、切実な告白と祈りとが、正直な文章で届く。だから読み進めていくと、日々の暮らしに緊張していた心がほぐれ、痛みや悩みを抱えながら生きゆく日々を肯定されて、読後、ほの温かい気持ちになるのだ。

初出一覧

本書収録に当たっては加筆・修正をほどこした。

I　内なる海、内なる空

なにもできなくても　書き下ろし

〇（エン）＝縁なるもの　『borderlands＋ #3』（今福龍太主宰「奄美自由大学」配布冊子）二〇〇五年一〇月

モレノの教会　書き下ろし

水の中　書き下ろし

内なる海　『世界思想』第三三号／二〇〇六年春

泡盛の瓶　書き下ろし

だれかが自分のために祈ってくれるということ　書き下ろし

予言・約束・夢　書き下ろし

II　クロスする感性

開くこと、閉じること　『週刊医学界新聞』第二七五七号／二〇〇七年一一月一九日

競争と幸せ　『週刊医学界新聞』第二七六二号／二〇〇七年一二月二四日

ブルーオーシャンと寒村の海　『週刊医学界新聞』第二七六五号／二〇〇八年一月二一日

冬の受難と楽しみ　『週刊医学界新聞』第二七六九号／二〇〇八年二月一八日

宿命論と因果論　『週刊医学界新聞』第二七七三号／二〇〇八年三月一七日

ホスピタリティと感情労働　『週刊医学界新聞』第二七七七号／二〇〇八年四月一四日
右も左もわからない人たち　『週刊医学界新聞』第二七八一号／二〇〇八年五月一九日
弱さを抱えたままの強さ　『週刊医学界新聞』第二七八五号／二〇〇八年六月一六日
女らしさと男らしさ　『週刊医学界新聞』第二七八九号／二〇〇八年七月一四日
動物と人間　『週刊医学界新聞』第二七九三号／二〇〇八年八月一一日
見えるものと見えないもの　『週刊医学界新聞』第二七九七号／二〇〇八年九月一五日
捨てるものと残すもの　『週刊医学界新聞』第二八〇一号／二〇〇八年一〇月一三日
ソウル・ファミリー、魂の家族　『週刊医学界新聞』第二八〇五号／二〇〇八年一一月一〇日
人生の軌跡　『週刊医学界新聞』第二八〇九号／二〇〇八年一二月八日

Ⅲ　記憶の淵から

父と蛇　『Chio 通信07』（『こども・からだ・こころ・くらしの本 ちいさい・おおきい・よわい・つよい』第一二一号定期購読付録）二〇一八年一〇月二五日号

母が人質になったこと　『Chio 通信08』（『こども・からだ・こころ・くらしの本 ちいさい・おおきい・よわい・つよい』第一二二号定期購読付録）二〇一九年一月二五日

母を見送る　『母の友』第八〇〇号／二〇二〇年一月
溺れそうな気持ち　『新潮』第一〇七巻一一号／二〇一〇年一一月
本当の非日常の話　『新潮』第一〇八巻六号／二〇一一年六月

エピグラフ・出典

［一〇ページ］リュス・イリガライ、西川直子訳『基本的情念』日本エディタースクール出版部、一九八九年、八ページ。前掲を元に著者訳。

［一一ページ］ル・クレジオ、星埜守之訳「アマミ、黒い声、裏からの声」『すばる』二〇〇六年五月号、一四六ページ。

［一六ページ］管啓次郎『ホノルル、ブラジル——熱帯作文集』インスクリプト、二〇〇六年、四六—四七ページ。

［四二ページ］西元直子「ことり」『けもの王』書肆山田、二〇〇二年、一九ページ。

［五〇ページ］鷲田清一『「待つ」ということ』角川選書、二〇〇六年、一三八ページ。

［五六ページ］オノ・ヨーコ『「YES オノ・ヨーコ」展カタログ』朝日新聞社、二〇〇三年、四ページ。

［一九八ページ］アーサー・W・フランク、鈴木智之訳『傷ついた物語の語り手——身体・病い・倫理』ゆみる出版、二〇〇二年、一四〇ページ。

本書は二〇一〇年一月二〇日に、大月書店より刊行されたものに増補改訂して文庫化したものです。

包帯クラブ 天童荒太
傷ついた少年少女達は、戦わないかたちで自分達の大切なものを守ることにした。生きがたいと感じるすべての人に贈る長篇小説。大幅加筆して文庫化。

子は親を救うために「心の病」になる 高橋和巳
子は親が好きだからこそ「心の病」になり、親を救おうとしている。精神科医である著者が説く、親子という「生きづらさ」の原点とその解決法。

病める母親とその子どもたち 岡田尊司
不安定な親に育てられる子どもは、発達や人格形成において、どんな困難に直面しているのか。母と子の葛藤に寄り添い、克服の道を探る。（咲セリ）

加害者は変われるか？ 信田さよ子
家庭という密室で、DVや虐待は起きる。「普通の人」がなぜ？　加害者を正面から見つめ分析し、再発を防ぐ考察につなげた、初めての本。（牟田和恵）

サヨナラ、学校化社会 上野千鶴子
東大に来て驚いた。現在を未来のための手段とし、偏差値一本で評価を求める若者。ここからどう脱却する？　丁々発止の議論満載。（北田暁大）

承認をめぐる病 斎藤環
人に認められたい気持ちに過度にこだわると、さまざまな病理が露呈する。現代のカルチャーや事件から精神科医が「承認依存」を分析する。（土井隆義）

水辺にて 梨木香歩
川のにおい、風のそよぎ、木々や生き物の息づかい。カヤックで水辺に漕ぎ出すと見えてくる世界を、物語の予感いっぱいに語るエッセイ。（酒井秀夫）

ピスタチオ 梨木香歩
棚（たな）がアフリカを訪れたのは本当に偶然だったのか。不思議な出来事の連鎖から、水と生命の壮大な物語「ピスタチオ」が生まれる。（管啓次郎）

本は読めないものだから心配するな 管啓次郎
この世界に存在する膨大な本をめぐる読書論であり、ブックガイドであり、世界を知るための案内書。読めば、心の天気が変わる。（柴崎友香）

トーベ・ヤンソン短篇集 トーベ・ヤンソン　冨原眞弓編訳
ムーミンの作家にとどまらないヤンソンの作品の奥行きと背景を伝える短篇のベスト・セレクション。「愛の物語」「時間の感覚」「雨」など、全20篇。

読書からはじまる　長田弘

自分のために、次世代のために――。「本を読む」意味をいまだからこそ考えたい。人間の世界への愛に溢れた珠玉の読書エッセイ！（池澤春菜）

好きになった人　梯久美子

栗林中将や島尾ミホの評伝で、大宅賞や芸術選奨を受賞したノンフィクション作家が、取材で各地を訪れ出会った人々について描く。（中島京子）

ひきこもりグルメ紀行　カレー沢薫

博多通りもんが恋しくて――。家から一歩も出たくない漫画家が「おとりよせ」を駆使してご当地グルメを味わい尽くす〝ぐうたら系〟食コラム。

世界はフムフムで満ちている　金井真紀

街に出て、会って、話した！　海女、石工、コンビニ店長……。仕事の達人のノビノビ生きるコツを拾い集めた。楽しいイラスト満載。（金野典彦）

詩歌の待ち伏せ　北村薫

〝本の達人〟による折々に出会った詩歌との出会いが生んだ名エッセイ。これまでに刊行されていた3冊を合本した〈決定版〉。（佐藤夕子）

春夏秋冬　料理王国　北大路魯山人

一流の書家、画家、陶芸家にして、希代の美食家でもあった魯山人が、生涯にわたり追い求めて会得した料理と食の奥義を語り尽す。（山田和）

ねにもつタイプ　岸本佐知子

何となく気になることにこだわる、ねにもつ。思索、奇想、妄想はばたく脳内ワールドをリズミカルな名短文でつづる。第23回講談社エッセイ賞受賞。

なんらかの事情　岸本佐知子

エッセイ？　妄想？　それとも短篇小説？　……モヤッとするのに心地よい！　翻訳家・岸本佐知子の頭の中を覗くような可笑しな世界へようこそ！

味見したい本　木村衣有子

読むだけで目の前に料理や酒が現れるかのような食の本についてのエッセイ。古川緑波や武田百合子の食卓。居酒屋やコーヒーの本も。帯文＝高野秀行

ポケットに外国語を　黒田龍之助

言葉への異常な愛情で、外国語本来の面白さを伝えるエッセイ集。ついでに外国語学習が、もっと楽しくなるヒントもつまっている。（堀江敏幸）

B級グルメで世界一周　東海林さだお
読んで楽しむ世界の名物料理。キムチの辛さにうなり、小籠包の謎に挑み、チーズフォンデュを見直し、どこかで一滴の醤油味に焦がれる。（久住昌之）

人間は哀れである　東海林さだおアンソロジー　平松洋子編
世の中にはびこるズルの壁、はっきりしない往生際……抱腹絶倒のあとに東海林流のペーソスが心に沁みてくる。平松洋子が選ぶ23の傑作エッセイ。

色を奏でる　志村ふくみ・文　井上隆雄・写真
色と糸と織――それぞれに思いを深めて織り続ける染織家にして人間国宝の著者の、エッセイと鮮かな写真が織りなす豊醇な世界。オールカラー。

遠い朝の本たち　須賀敦子
一人の少女が成長する過程で出会い、愛しんだ文学作品の数々を、記憶に深く残る人びとの想い出とともに描くエッセイ。（末盛千枝子）

ことばの食卓　武田百合子　野中ユリ・画
なにげない日常の光景やキャラメル、枇杷など、食べものに関する昔の記憶と思い出を感性豊かな文章で綴ったエッセイ集。（種村季弘）

いっぴき　高橋久美子
初めてのエッセイ集に大幅な増補と書き下ろしを加え待望の文庫化。バンド脱退後、作家・作詞家として活躍する著者の魅力を凝縮した一冊。

一人盆踊り　友川カズキ
何者にもおもねらず、孤独と背中あわせの自由を生きてきたフォークシンガー・友川カズキ。生き様に裏づけられたエッセイを精選採録。（加藤正人）

たましいの場所　早川義夫
「恋をしていいのだ。今を歌っていくのだ」。心を揺るがす本質的な言葉。文庫用に最終章を追加。帯文＝宮藤官九郎　オマージュエッセイ＝七尾旅人

花の命はノー・フューチャー　ブレイディみかこ
移民、パンク、LGBT、貧困層。地べたから見た英国社会をスカッとした笑いとともに描く。200頁分の大幅増補！　推薦文＝佐藤亜紀（栗原康）

ジンセイハ、オンガクデアル　ブレイディみかこ
貧困、差別。社会の歪みの中の「底辺託児所」シリーズ誕生。著者自身が読み返す度に初心にかえるという珠玉のエッセイを収録。

色川武大・阿佐田哲也ベスト・エッセイ
色川武大/阿佐田哲也
大庭萱朗 編
二つの名前を持つ作家のベスト。文学論、落語からタモリまでの芸能論、ジャズ、作家たちとの交流も。阿佐田哲也名の博打論も収録。（木村紅美）

井上ひさしベスト・エッセイ
井上ひさし
井上ユリ 編
むずかしいことをやさしく……幅広い著作活動を続け、多岐にわたるエッセイを残した「言葉の魔術師」井上ひさしの作品を精選して贈る。（佐藤優）

開高健ベスト・エッセイ
開高健
小玉武 編
文学から食、ヴェトナム戦争まで——おそるべき博覧強記と行動力。「生きて、書いて、ぶつかった」開高健の広大な世界を凝縮したエッセイを精選。

杉浦日向子ベスト・エッセイ
杉浦日向子
初期の単行本未収録作品から、若き晩年、自らの生と死を見つめた名篇までを、多彩な活躍をした人生の軌跡を辿るように集めた、最良のコレクション。

山口瞳ベスト・エッセイ
山口瞳
小玉武 編
サラリーマン処世術から飲食、幸福と死まで。——幅広い話題の中に普遍的な人間観察眼が光る山口瞳の豊饒なエッセイ世界を一冊に凝縮した決定版。

吉行淳之介ベスト・エッセイ
吉行淳之介
荻原魚雷 編
創作の秘密から、ダンディズムの条件まで。「文学」「男と女」「紳士」「人物」のテーマごとに厳選した、吉行淳之介の入門書にして決定版。（大竹聡）

田中小実昌ベスト・エッセイ
田中小実昌
大庭萱朗 編
東大哲学科を中退し、バーテン、香具師などを転々とし、飄々とした作風とミステリー翻訳で知られるコミさんの厳選されたエッセイ集。（片岡義男）

殿山泰司ベスト・エッセイ
殿山泰司
大庭萱朗 編
独自の文体と反骨精神で読者を魅了する性格俳優、故・殿山泰司の自伝エッセイ、撮影日記、ジャズ、政治評。未収録エッセイも多数！（戌井昭人）

森毅ベスト・エッセイ
森毅
池内紀 編
まちがったって、完璧じゃなくたって、人生は楽しい。稀代の数学者が放った教育・社会・歴史他様々なジャンルに亘るエッセイを厳選収録！

向田邦子ベスト・エッセイ
向田邦子
向田和子 編
いまも人々に読み継がれている向田邦子。その随筆の中から、家族、食、生き物、こだわりの品、旅、仕事、私……、といったテーマで選ぶ。（角田光代）

ちくま文庫

傷《きず》を愛《あい》せるか　増補《ぞうほ》新版《しんぱん》

二〇二二年九月十日　第一刷発行
二〇二四年十二月二十五日　第十三刷発行

著者　宮地尚子（みやじ・なおこ）
発行者　増田健史
発行所　株式会社　筑摩書房
東京都台東区蔵前二―五―三　〒一一一―八七五五
電話番号　〇三―五六八七―二六〇一（代表）
装幀者　安野光雅
印刷所　星野精版印刷株式会社
製本所　株式会社積信堂

ISBN978-4-480-43816-4 C0111